相澤 純也 監修
Junya Aizawa

藤野 雄次 著
Yuji Fujino

極めに・究める・脳卒中

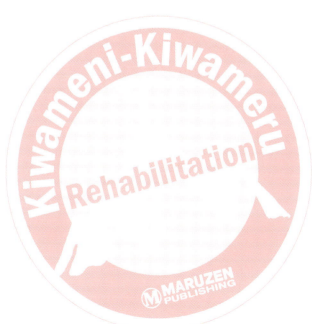

丸善出版

監修者序文

　医学事典で"脳卒中"は，「脳血流の障害と関連して起こる急性で臨床的な出来事の**"すべて"**をさし，24時間以上継続するもの」と定義されています．脳卒中では，「手足が思うように動かせなくなる運動麻痺だけ」でも，「うまく理解し話せなくなる言語障害だけ」でもなく，多種多様な障害の**"すべて"**が問題となります．さらに，患者ごとの個人差や既往歴などが影響し，これらの問題がさらに複雑になるのです．つまり，

みんなが納得できる1つの答えを，
回帰式からパシッと出すことは簡単ではありません．

　理学療法士，作業療法士，リハビリテーション等の専門医のような「リハビリテーション（リハ）専門職」には，まさに，この「**すべて**」の問題にうまく対応する能力が求められます．脳卒中後の患者がもとの生活に戻る，もしくは近づくように，最も近くで手助けをするリハ専門職にとって，「運動麻痺」や「感覚障害」などの一本一本の木の状態を知ることはもちろん大切ですが，最終的には「もとの生活」という"森"がみえないことには，患者を社会復帰の途中で，"遭難"の危険にさらしてしまうかもしれません．

　極論をいいますと，「私の専門分野以外のことは知らないわ」というような"協調性のないニッチなリハ専門家"では使いものにならないのです．また，「自分ではやったことはないけど，要はXXじゃないですか？」というような"実務経験がなく，一般論で片づけようとするジェネラリスト"も，リアルな臨床現場では不要です．

では，本当に患者とその家族が頼りにできるリハ専門職とは，どういう人なのでしょうか…？　私が思うに，「十分な経験とデータに裏づけされたスキルとともに，研究者としての視点（できれば経験）を持ち，患者の真の言葉や気持ちに寄り添い，徹底的に・前向きに・チームとともに解決策を推し進められる人」ではないでしょうか．

　丸善出版より，『極めに・究める・リハビリテーション』シリーズの監修を依頼され，「第1弾は"脳卒中"」と相談されたときに，真っ先に頭に思い浮かんだのが藤野雄次先生でした．藤野先生は埼玉医科大学国際医療センターのリハビリテーションセンターで，脳卒中リハの最前線で活躍される傍ら，首都大学東京大学院で博士号を取得され，国際ジャーナルを含めてエッジの効いたオリジナル論文を多く執筆されています．しかも，専門理学療法士（神経），心臓リハビリテーション指導士，三学会合同呼吸療法認定士のライセンスもお持ちで，脳卒中の**"すべての問題"**に対応できるスキルがあります．まさに，脳卒中を専門とする中堅（エネルギーに満ちあふれている）世代のホープであります．お人柄もよく，私や，私の家族，知人がもし脳卒中になったら，

"チーム藤野"に面倒をみていただきたい

というのが本音です．

　本書は，藤野先生の哲学，ご自身の研究によるエビデンス，リハ

の考え方と実践テクニックが非常にバランスよく述べられており，他のテキストでは学ぶことができない本音ベースの臨床エッセンスが満載されています．

　すでに脳卒中リハを専門としている先生だけでなく，何を専門とするか迷っている方にも，ぜひ読んでいただければと思います．丸善出版による卓越したリライトやデザインによって，堅苦しい教科書とは全く異なる"手に取りやすい読みもの"となりました．そして私の本音は，学生にこそ気軽に読んでいただき，この本によって，「脳卒中リハの世界に一歩足を踏み入れてほしい」と願っていることです．きっと，皆さんの今後の羅針盤の1つとなってくれるでしょう．

　最後にわれわれに素晴らしい企画を提案し，出版まで導いてくれた丸善出版の程田さん，堀内さんをはじめとするスタッフの方々にお礼を添えて，監修の序とします．

2018年8月吉日

相澤　純也

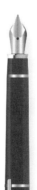

著者序文

　皆さんは，**根拠に基づく医療（evidence-based medicine：EBM）**という言葉をご存知でしょうか．EBM は「入手可能で最良の科学的根拠を把握したうえで，個々の患者に特有の臨床状況と価値観に配慮した医療を行うための一連の行動指針」と定義されています．つまり，科学的根拠の把握に加え，科学的に証明された治療を患者に適応できるかどうかの判断力も求められるのです．ところが，EBM の誤った認識によって「科学的根拠」という言葉が独り歩きし，「経験値」から導かれる判断は排除されるきらいがあります．

　患者の希望，障害像は多種多様であり，現実的にはリハビリテーションのすべてを科学的根拠に基づいたものにすることはできません．そこで大切なことは，

**患者の語る物語（ナラティブ）に
しっかりと耳を傾ける**

ことです．EBM とは一見対極にあるようにみえる**ナラティブ（narrative-based medicine：NBM）**は，エビデンスが適応できない領域においては重要な判断材料になり，患者の個別性や社会性を読み解くヒントがたくさん含まれています．患者 1 人ひとりの背景を理解することは医療者にとって必要不可欠であり，患者のおかれている状態をナラティブから解釈し，エビデンスをバランスよく組み合わせることで，高い水準のリハビリテーションができるのではないでしょうか．

　学校教育では当然ながら，基礎的な知識や技術の習得，国家試験

対策が不可欠であり，必然的に机上での学びが中心となります．おそらくほとんどの方は学生時代の実習以外，**患者のリアル（…）**に触れる機会がないまま，リハビリテーション専門職として臨床現場に立つ（立っている）のではないでしょうか．"脳卒中"という言葉は社会的に浸透していますが，皆さんにとっては，

リアルな脳卒中患者は遠い存在

かもしれません…．本書には，私が臨床現場で15年間悩んで少しだけわかってきた，**経験と根拠に基づくリアル（…）なコツ**を詰め込みました．「意識がもうろうとしている」「手足がまったく動かない」「運動すると息苦しさを訴える」…，そのようなリアル（…）をこれから経験（現場では，これらの…に直面し対応しなければなりません）する，あるいは今まさに悩んでいるのであれば，本書が「皆さんの背中を押してあげる」存在になれることを願っています．

　最後に，執筆の機会を与えてくださった尊敬する相澤純也先生，筋肉隆々の見た目からは想像がつかないポップなイラストを描いてくださった近田光明先生，いつも私を支えてくれる家族，そしてこれまで豊かな経験を積ませてくださった患者さんに心からお礼を申し上げます．

2018年8月吉日

藤野　雄次

目 次

第1部 評 価

Chapter 1 まずはコミュニケーション能力を確認しろ！ ……………………… 2
- 極める1 コミュニケーション能力はすべての評価に影響する
- 極める2 「意識障害の評価」をあなどらない
- 極める3 言葉を理解する能力と話す能力を確認すべし
- 極める4 認知機能との向き合いかた

Chapter 2 運動麻痺の評価＝BRSは間違い ……………………………………… 16
- 極める1 BRSの回復過程は絶対ではない
- 極める2 「量」と「質」の「評価」の壁という前提条件を知る
- 極める3 運動麻痺の神経路は1種類ではない
- 極める4 患者状態や評価法の特徴を踏まえ，評価を使い分ける

Chapter 3 「バランス」という言葉は使わない ………………………………… 31
- 極める1 「便利な言葉」は使うべからず
- 極める2 動くことは「不安定な状態」をつくり出す
- 極める3 バランス尺度の要諦（ようてい）は「ものごとの本質」を捉えるべし
- 極める4 リハ専門職たるもの，機能回復にこだわるべし

第2部 治 療

Chapter 4 「起き上がり動作」は側臥位を経由すべきではない ……………… 44
- 極める1 決まりきった「型」は忘れるべし
- 極める2 片麻痺患者の多くはやっぱり「非麻痺側」から起き上がる

極める3 2つの作戦を知っていれば「治療」できる
　　　　──（「目には目を，歯には歯を」作戦）
極める4 2つの作戦を知っていれば「治療」できる
　　　　──（「もちつもたれつ」作戦）

Chapter5 「体幹が弱いから座れない」は間違い …… 56
極める1 脳卒中患者は，座れないが「立つこと」ができる
極める2 人間の体は，座るための仕様になっていない
極める3 座るためには骨盤を「垂直」に立てる
極める4 麻痺側の体幹・股関節機能を高めなければならない

Chapter6 なにがなんでも麻痺側下肢に荷重をかけるべきということではない … 67
極める1 麻痺側下肢に荷重する意義を考える（が，しかし…）
極める2 麻痺側下肢への荷重のカギは「非麻痺側」である
極める3 荷重できるかどうかは非麻痺側のアソコをみる
極める4 うまく歩くためには装具を使い，たくさん歩け

Chapter7 千本ノックは必要か？
　　　　──量より質？ 質より量？ …… 80
極める1 ガイドラインは「絶対」ではない
極める2 身体に叩き込む
　　　　──量をこなし，「体が覚えてらっ」とさせる
極める3 専門職としての真価は，オーダーメイド治療にあり
極める4 重力環境に身を置かねば「本末転倒」

第3部　日常生活活動

Chapter 8 リハビリテーションの環境は「日常」ではない
　　　　── 日常生活活動：総論編 ······················· 92

極める1　「特殊な環境」である，と知る
極める2　機能障害と生活動作をリンクさせる
極める3　「想定外」を想定する
極める4　リアルな生活環境は刺激がいっぱい

Chapter 9 理屈だけでは生活できない
　　　　── 日常生活活動：実践編 ······················· 102

極める1　実用的なADLとは「セルフケア+αの動作」と心得る
極める2　麻痺側方向への移乗動作を練習すべし
極める3　移動手段は「歩行」だけではない
極める4　洋式生活と和式生活を区別すべきではない

第4部　リスク管理

Chapter 10 「胃が痛い」は要注意
　　　　── 重複障害のリスクマネジメント ··············· 114

極める1　超高齢社会(=「重複障害」増)では，3つの心づもりが大切
極める2　見えないリスクを診る
極める3　リスク管理は数字をみることではない
極める4　既往歴をあなどるなかれ

COLUMN 一覧

1. 言葉が出ないことのストレス　3
2. 意識障害の落とし穴　8
3. 評価するタイミングと条件を考える　28
4. 足首の捻挫と同様に「脳みそ」も腫れる!?　29
5. 危なくても介助しない　32
6. どんなに準備をしても「転ぶときは転ぶ」　41
7. えっ！麻痺側から起き上がる…？　48
8. 背臥位がとっても大事　54
9. 「体幹」という言葉が，謎を深める　58
10. 高次脳機能障害と動作．「半側空間無視」と「プッシャー現象」　64
11. ヒトは環境に支配されている!?　77
12. 一方通行の運動指導は継続しない　83
13. 変化を恐れない　87
14. 顔のみえる関係性をつくる　95
15. バリアフリーにも「バリア」がある　100
16. 生活のすべてが「道具」である　105
17. 「おじぎをして立ち上がる」が通用しない!?　109
18. 「臓器連関」を考える　116
19. 意識障害や失語症がある人ほど声をかけなければならない　121

● イラスト：近田　光明

第1部 評価

\Chapter 1/
まずはコミュニケーション能力を確認しろ！

\Chapter 2/
運動麻痺の評価＝BRS は間違い

\Chapter 3/
「バランス」という言葉は使わない

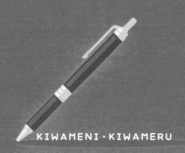

KIWAMENI・KIWAMERU

CHAPTER 1 まずはコミュニケーション能力を確認しろ!

- 極める1　コミュニケーション能力はすべての評価に影響する
- 極める2　「意識障害の評価」をあなどらない
- 極める3　言葉を理解する能力と話す能力を確認すべし
- 極める4　認知機能との向き合いかた

極める1 ≫ コミュニケーション能力はすべての評価に影響する

　脳卒中の患者と出会ったとき，まず体の半分が麻痺していることや姿勢が崩れて今にも倒れそう，といったことに気づくと思います．そのような患者のリハビリテーションでは，まず「この患者は歩けるようになるのか」「右手でご飯を食べられるのか」「1人でトイレに行けるのか」といったことを考えなければなりません．患者の状態を確認する評価項目としては，**Brunnstrom Recovery Stage（BRS）**や**感覚検査**といった「運動・動作・作業」にかかわる検査が真っ先に思い浮かぶのがルーチンと思います．（このことは決して間違いではありませんが…）まず，評価の優先順位を理解していなければ，

> リハビリテーションの治療方針や目標設定を
> 大きく見誤ってしまう

という危険性をはらむ，ことを理解してほしいのです．

　ここでもう1つ大切なことは，血液検査やレントゲン検査などと異なり，**リハビリテーションにおける評価のほとんどは，患者の協力や意欲がなければ成立しない**ということです．例えば，筋力をみる場合でも，患者が検査方法を理解し協力してくれなければ，まず正確な情報は得られません．ところが，脳卒中の患者は「意識がもうろうとしたり」「言語の障害が出たり」，あるいは「投げやりになる」などの高次脳機能障害を抱えていることがよくあります．つまり，いろいろな評価をする前に，まずは「われわれリハビリテーション専門職（リハ専門職）が伝えたい内容を，どのくらい患者が理解できているのか…？」，患者のコミュニケーション能力を確かめる必要があるのです．当然ですが，コミュニケーション能力の評価が曖昧なままでは，教科書に書いてあるとおりに検査を行っても，「その結果がはたして正確な情報なのか…？」の判断ができなくなってしまうのです．

極めに究める Point 1
脳卒中患者を評価する前に「まずはコミュニケーション能力を確かめる！」

COLUMN 1
言葉が出ないことのストレス

　構音障害や軽度の運動性失語症の患者は，自身の置かれている状況をよく理解しており，言葉が出ないことや相手に聞き取ってもらえないことに対して「もどかしさ」や「不甲斐なさ」を感じています．また，脳卒中の後遺症で言語障害があらわれると，同時に身体が思いどおりに動かなくなる運動麻痺や嚥下障害をともなうことがあります．昨日まで当たり前にできていたことが急に思いどおりにならなくなり，さまざまなストレスが同時に押し寄せてくるため，患者の心のケアがとても大切になります．

　リハビリテーションでは，コミュニケーション能力の評価が極めて重要になりますが，患者の気持ちを理解せずに，矢継ぎ早に次から次に質問をしてしまう

と，リハビリテーションを拒否したり，信頼関係が構築できないといった問題が生じます．ひどい場合にはうつ状態に陥ってしまう方もいるほどです．そのため，何よりも大切なことは，**「焦らずゆっくり話をしてもらう雰囲気をつくること」「話すことを強要しない」**ことです．そして，努力して話ができたことに対して，「あなたがお話したことは○○なんですね．十分伝わりましたよ」などと，相手にきちんと意思表示ができていることを認識してもらうことも欠かせません．と同時に，家族に対する説明も重要です．患者だけでなく，家族もショックを受け，また会話がままならないことに不安や焦りを感じているため，家族が患者に対して「リハビリになるからしゃべって！」「何をいっているのかわからない」といった言葉をかけてしまう場面に遭遇することもよくあります．

患者の機能回復の専門家である理学療法士（PT）や作業療法士（OT）たるもの，言葉が伝わらないことへのストレスを軽減し，話すことが苦痛にならないように接し，患者とその家族の関係構築にも働きかけなければなりません．これらのことは，日常生活における意欲や言語障害以外のリハビリテーションへの取り組みにも大きく影響するため，私たちに求められる大切な治療技術の1つといっても過言ではありません．

極める2 ≫「意識障害の評価」をあなどらない

　脳卒中の患者のコミュニケーションに支障をきたす原因の1つが意識障害です．皆さんは意識障害について，「意識がもうろうとしている状態」や「意識がない状態」など漠然としたイメージをもっているのではないでしょうか．じつは**「意識」には，覚醒（目を覚ましている状態）と意識内容（質問や命令に対する応答具合）という2つの要素がある**ということを理解する必要があります．覚醒度の低下には「傾眠」「昏迷」「半昏睡」「昏睡」があり，意識変容には「興奮」や「幻覚」，妄想をともなった「せん妄」「もうろう状態」などがあります（表1）．

　患者の覚醒度が低下している場合，何度も声をかけてようやく返答があるかもしれません．意識内容に問題がある場合は，現実とはかけ離れた発言が聞かれるかもしれません．いずれにせよ，患者はコミュニケーションがとりにくい状態で

表1　意識障害の分類

覚醒度		
傾眠		呼びかけや命令には応じるが，刺激がなくなると意識が低下し，眠り込んでしまう
昏迷		強い刺激に短時間は覚醒し，運動反応がある．痛み刺激に反応し，手足を引っ込めたり，払いのける動作がある
半昏睡		呼びかけに反応せず，運動反応もほとんどない．痛み刺激には逃避反応を示す
昏睡		強い刺激に反応することがある．深昏睡では強い痛みにも反応せず，運動反射や瞳孔反射は消失する
意識変容		
せん妄		錯乱状態に錯覚，幻覚が組み合わさった状態．夜間のみにせん妄が起こるのを夜間せん妄という
もうろう状態		もうろうとしていて，全体的な判断力が欠けている状態
その他		①急性錯乱状態，②夢幻状態，③アメンチア（amentia）

あり，リハビリテーションの評価に大きく影響しますから，意識の状態を確かめる必要があります．簡便な意識障害の評価方法には，表2のJCS（Japan Coma Scale）[1]と表3のGCS（Glasgow Coma Scale）[2]があり（医師や看護師も利用します），これらは便利な評価方法ですが，いくつか注意点があります．

表2　Japan Coma Scale（JCS：3-3-9度方式）[文献1）より]

Ⅰ 覚醒している	1	だいたい意識清明だが今ひとつはっきりしない
	2	時・人・場所がわからない（失見当識）
	3	自分の名前・生年月日がいえない
Ⅱ 刺激すると覚醒する	10	普通の呼びかけで容易に開眼する
	20	大声または揺さぶりで開眼する
	30	痛みを加えつつ呼びかけをくり返すとかろうじて開眼する
Ⅲ 刺激しても覚醒しない	100	痛み刺激に払いのける動作をする
	200	痛み刺激に少し手足を動かしたり顔をしかめる
	300	痛み刺激に全く反応しない

注1）意識清明は「0」とする．
注2）「A」（akinetic mutism 無言性無動症，aphasia 失語症，apallic syndrome 失外套症候群），「I」（incontinence 失禁），「R」（restlessness 不穏状態），「T」（tracheotomy 気管切開）とし，カルテには「100-I」「20-RI」などと記載する

表3 Glasgow Coma Scale (GCS) [文献2)より]

開眼 (E) (eye opening)	自発的に開眼	E4
	呼びかけで開眼	E3
	痛み刺激で開眼	E2
	開眼せず	E1
言語反応 (V) (verbal response)	見当識が正常	V5
	やや混乱した会話	V4
	意味の通じない言葉	V3
	意味のない発声	V2
	発語せず	V1
運動機能 (M) (motor response)	命令に従う	M6
	刺激を払いのける	M5
	逃避的屈曲	M4
	異常屈曲反応	M3
	異常伸展反応	M2
	全く動かず	M1

3点が最重症，15点が最軽症

JCS と GCS の使い方

　JCS（表2）は意識清明を「0」とし，【自発的に覚醒している状態】をⅠ桁，【刺激すると覚醒する状態】をⅡ桁，【刺激しても覚醒しない状態】をⅢ桁という3群の意識障害として分類します．そして各群をさらに3段階に分けて評価し，「JCS3」や「JCS20」などと表現します．ただし，開眼をしなくても簡単な命令に応じる（例えば，手を握る・離す）場合は「JCS20」と判断します．

　GCS（表3）は，開眼の有無（E），言語による応答（V），運動による最良の応答（M）の3項目のそれぞれを評価し，その合計点で評価する方法です．「GCS3」が最も重症の深昏睡を，「GCS15」が最も軽症であることを意味し，「GCS12 (E3V4M5)」などのように記載します．言語反応（V）に関しては，気管内挿管や気管切開によって発声できない場合は「T (tracheotomy, 気管切開の意)」として 1 点の扱いとし,「GCS11 (E4VTM6)」と表記します.

　ここで注意すべきことは, GCS の場合, 合計点が同じ点数でも 3 項目の点数の組み合わせが異なると, 意識障害の内容も異なる点です. つまり **GCS が同じ点数であっても, 開眼していても言語応答ができない患者もいれば, 覚醒していなくても言語応答ができる患者もいる**ということです. 単純に GCS の合計点数を比較するのではなく, JCS と GCS の両者を用いることで, より正確に患者の意識状態やおおよそのコミュニケーション能力を把握することが可能となります.

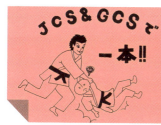

極めに究める Point 2
JCS と CGS の評価の合わせ技で「1 本!」とる

　まったく覚醒しない場合や質問に対する応答がない場合, 当然ながら患者が検査に協力することは不可能です. そうした場合のリハビリテーション評価は患者の協力がなくてもできる関節可動域や筋緊張, 反射などの検査に限られますが, 運動麻痺に関していえば, 意識障害が重度であっても **膝立て試験**や**腕落下試験**で大まかに確認ができます. ここは評価の「キモ」かもしれません. ぜひ覚えておいてください.

膝立て試験

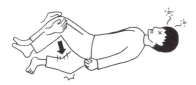

両膝を立たせた状態から、手を離すと麻痺側の下肢は元の位置を維持できない。

腕落下試験

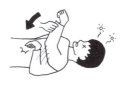

腕を持ち上げた状態から、手を離すと麻痺側の上肢は勢いよく下に落下してしまう。

さて，意識状態の評価で特に注意しなければならないケースは，「**軽い意識障害**」です．一見，覚醒して普通に話をしていても，会話の内容に少し違和感を覚える，そんな経験が皆さんもあると思います．こうしたケースでは，患者が入院している場所や日づけを把握できているのか（いわく「見当識障害！」），などのように意識内容に目を向けて評価することが大切です．

また，見当識障害がなくても，JCS1のように「だいたい意識清明だが，今ひとつはっきりしない」という患者もいます．この状態は経験豊富なリハ専門職であれば，表情や応対からすぐに意識障害があることに気づきますが，そうでない場合はよく見落としてしまうため，注意深い観察が必要です．これを防ぐには，「ぼーっとした感じがないか」「応対がゆっくりになっていないか」など，家族などに

病気になる前の状態を情報収集する

とよいでしょう．軽度の意識障害は，認知機能や注意機能など高次脳機能にも影響し，車いすのブレーキのかけ忘れなど，転倒につながる重大な事態を招いてしまう可能性もあるため「要注意」です．

COLUMN 2
意識障害の落とし穴

● **JCSとGCSに頼りすぎない**

筆者が急性期病院で働きはじめた頃，脳梗塞後に刺激がなければ覚醒しない「JCS20」の患者を担当しました．発症当初は覚醒障害がありましたが，経過とともに自発的に開眼するようになり，「JCS3」と評価していました．ところが，その患者は「JCS3」の意識障害からなかなか改善しないため，どうしたものかと悩んでいました．そんなとき，言語聴覚士（ST）と議論していると，「**重症ではないけれど，運動性失語がある**」という

ことを知りました．そこでSTの標準失語症検査の結果を確認すると，患者は日づけも場所もわかっているけれど，言葉で伝えられていないことがわかりました．そこで，「今日は○月ですか？」とYes/Noで答えられるように質問すると，見当識障害がなかったのです．

このように，JCSやGCSは客観的かつ簡便な評価方法ですが，評価者が病態を正確に理解して使用しないと誤った判定をしやすいため注意しなければなりません．認知症や失語症の患者に日づけや

場所を質問すれば，おそらく正しい答えは返ってこないでしょう．この場合，JCSやGCSで意識レベルを評価しようとすれば，すべて「意識障害あり」となってしまいます．

脳卒中を発症すると，特に急性期では「認知機能低下」や「失語症」と，「意識障害」とが重複して生じていることが多々あります．そこで大切なことは，日づけや場所を答えられない状態が「意識障害によるものなのか…？」「それ以外の要因なのか…？」を十分な観察と病態の理解をもとに判断することです．そのためには，脳画像から失語症の出現を予測したり，言語や認知機能の評価にも目を向けなければなりません．認知機能低下や失語症によって，JCSやGCSでは正確に意識状態を評価できないのであれば，基本に立ち返って意識障害の分類（表1）に当てはめて意識状態を評価するとよいでしょう．

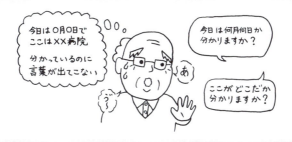

● 熟睡しているだけ？　JCSⅡ桁の意識障害？

疲れがたまっていたり，寝不足の人が熟睡した場合，刺激によって覚醒する「JCS20」程度になることがあります．では，睡眠とJCSⅡ桁の意識障害はどう区別するのでしょうか…？

脳卒中になると，集中治療室などこれまでの生活とはかけ離れた特殊な環境に身を置くことになり，身体は強いストレスにさらされます．そのため，自律神経障害や環境要因の変化から，夜間眠れなくなってしまう患者は少なくありません．また，脳を保護したり，呼吸状態や循環動態を安定させるための専門的な治療がなされます．なかには，睡眠薬や鎮静薬など，あえて患者を眠らせるような薬剤も含まれます．そのため，脳の損傷によって意識が障害されている場合と，睡眠サイクルの乱れや薬剤の影響によって眠っている（眠らされている）場合とがあります．

睡眠と意識障害を見分けるためには，「瞳孔や呼吸状態などほかの症状に異常はないか」「急激な意識レベルの変化がないか」を確認する必要があります．また，使用されている薬剤の確認も怠ることができません．睡眠中の場合，刺激を与えれば容易に目を覚ましますが，もしJCSⅡ桁の意識障害ならば，刺激が途絶えると覚醒状態を保持できません．さらに，普段の睡眠時間や睡眠リズム（昼夜逆転の有無），睡眠導入薬などの種類や用量などに変化がないかを確認することも重要です．

極める 3 ≫ 言葉を理解する能力と話す能力を確認すべし

　大脳には言語の領域（たいていは左脳）があり，脳卒中によって言語領域が損傷すると，言葉を理解したり，話したりすることが難しくなる「**失語症（aphasia）**」の症状がでます．失語症は「話す」だけでなく，「聞く」「読む」「書く」ことも難しくなり（図1），脳の障害部位によっては，症状の重なり方や症状の程度も異なってしまうのです．

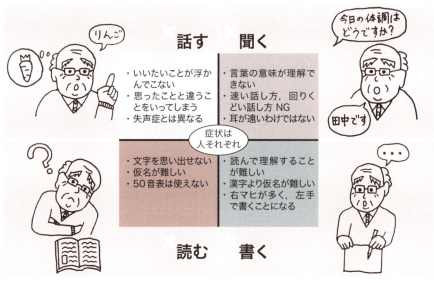

図1　失語症の主な症状

　といっても，「具体的にどのような症状があるのか…？」，なかなかつかみにくいかと思います．そこで，「話す」「聞く」「読む」「書く」の要素がそれぞれどのくらい障害しているかを失語症のタイプとして分けてみました（表4）．
　さらに，失語症には「喚語困難」「錯語」「保続」「残語」といった症状があり，失語症のタイプや症状を正確に評価することは（やっぱり）言語聴覚士（ST）でなければ難しいですよね．そうはいっても，リハ専門職たるもの，脳卒中の患者が「どのくらいコミュニケーションがとれるのか…？」を把握できなければ一人前

表4 失語症のタイプ

	聞く	話す	読み書き
運動性失語	・話す能力に比べて障害が軽い	・聞いて理解する能力に比べて障害が重い ・自分の思うことが話せず，たどたどしい喋り方になる	・読解・音読とも仮名に比べ，漢字のほうが能力が保たれる
感覚性失語	・話す能力に比べて障害が重い	・滑らかに喋り多弁 ・言い誤り（錯語）が多いため，聞き手は非常に理解しにくい	・読解は漢字，音読は仮名のほうが保たれることが多い
全失語	・相手の話はほとんど理解できない ・日常の挨拶や，本人に関する質問は理解できることもある	・残語程度しか話せなくなる	・強く障害される
健忘失語	・障害が軽く，相手のいうことはよく理解できる	・滑らかに喋るが，喚語困難があるため，物の名前がすぐに出てこない ・回りくどい言い方（迂言）が多い	・読解や音読は保たれる ・書字能力には個人差がある
伝導失語	・比較的保たれている	・音韻錯語（言葉の一部の言い誤り）が多く，誤りに気づいて言い直そうとするため，発話の流れが妨げられる	・音韻は仮名より漢字が障害されることが多い

とはいえません．そこで，です．患者との会話では，

　　①単語レベル,
　　②短文レベル,
　　③文レベル,
　　④談話レベル

の言葉の組立てを意識することを心がけましょう．そうすることで，「話す」「聞く」の障害の程度がだいぶ理解しやすくなります．例えば，①単語レベルでは「りんご」「食べる」に対し，②短文レベルでは「りんご"を"食べる」のように助詞が入ったものを理解し，発話することができます．さらに③文レベルでは「おいしいりんごを食べる」「おいしいりんごをたくさん食べる」のような短文の組み

合わせを,そして④談話レベルでは文レベルよりも長い会話が可能です.どうです,「カンタン」でしょう….なにげない会話でも,これらのことを踏まえるだけで,「コミュニケーション能力の把握」がぐっとアップします.具体的には,

> ❶ 簡単な質問をしてみる
> ❷ 少し難しい質問をしてみる
> ❸ 質問に対する答えを確認する
> ❹ 質問の答えが正確かを確認する

ことが大切です.

コミュニケーション能力の把握力アップのコツ

❶❷ 簡単な質問・少し難しい質問をしてみる

- まずは患者の「名前」などの簡単な質問をしてみましょう.
- 「誕生日」や「年齢」を質問してもよいと思います.
- 「お名前を教えてください」と短文レベルで聞いてみて問題がなければ,「○○さんの旦那さんのお名前を教えてください」と文レベルにしてみます.
- 短文レベルの質問の理解が難しそうであれば,「名前」のように単語レベルで聞いてみるのもよいでしょう.

❸ 質問に対する答えを確認する

- そして,患者からの「返答」も同じように意識しなければなりません.
- 名前を「花子」のように単語レベルで話すのか,「花子です」あるいは「夫の名前は太郎です」のように答えるかで,ずいぶん話す能力は異なります.

❹ 質問の答えが正確かを確認する

- 話す能力の障害が重度の場合，質問に対して「はい」や「いいえ」でしか答えられないことや，頷きや首を横に振ることでしか意思表示できないことがあります．「はい」「いいえ」を正確に答えている方もいれば，すべて「はい」と答えてしまう方もいるため，質問の答えが正しいかも確認しなければなりません．

　例えば，「花子さんですか？」と聞いて「はい」と答え，たとえそれが正解であっても，ほかの会話で「はい」としか答えないようであれば，答えに信ぴょう性があるのか確認すべきでしょう．そこで，あえて「幸子さんですか？」のような質問をすることも大切です．

> **極めに究める Point 3**
> 単語レベル，短文レベル，文レベルとその応用で患者を深く知る！

　話すことが難しくなる病態には，「失語症」のほかに**「構音障害 (dysarthria)」**があります．失語症と構音障害は「うまく話せない」点は共通していますが，全く別の性質の障害です．構音障害は，言葉を理解することや正しい言葉を選択することは障害されません．頭のなかではいいたいことがきちんと準備されているのに，発声や発語にかかわる口や舌などの筋肉がうまく動かなくなることで，「呂律が回らない」「正しく発音ができない」状態になってしまっているのです．

　単に名前を質問するだけですが，なにげない会話でこのような評価ができると，「患者がどのくらい理解し，話せるのか…？」を大まかに把握することができるようになります．以上のようなコミュニケーションの評価をすれば，運動麻痺や筋力の検査で「どのような問いかけをすればよいのか…？」の判断が容易になるのです．

極める4 ≫ 認知機能との向き合いかた

　失語症のほかに，会話がうまくいかない症状として「**認知機能低下**」があります．認知機能低下は，「刺激」を与えなくても「覚醒」していますが，意識障害の場合，意識内容だけではなく，少なからず「覚醒障害」もともないます．すなわち，**認知機能低下はしっかりと覚醒しているのに，記憶や理解力などの意識内容にかかわる部分が目立って障害されている状態**といえます．また，認知機能が低下している患者は，失語症のような言語障害ではないため，日づけを質問すれば，答えは間違っていても「〇月」と答えてくれるでしょう．また，時計をみせて「これはなんですか？」と聞いて，「タケイ（トケイではなく，タケイと発音してしまう）」といってしまうことや言葉がまったく出てこないことはありません．知能の低下によって支離滅裂な話をするかもしれませんが，言葉の1つひとつに注目すれば，認知機能低下と失語症の区別は比較的簡単です．

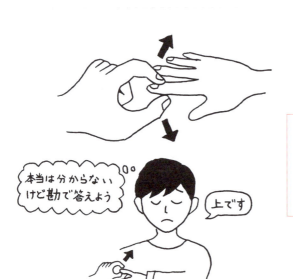

・患者に目を閉じてもらい検査者が指を上か下に動かします

・患者は指の感覚だけで，指の関節が上また下に動いたかを答えます

・つまり，上か下の2択なので，わからなくても正解する確率は50％…

図2　受動運動覚の検査

認知機能が低下した患者は，質問をすれば，何かしらの返事をしてくれますが，返答している内容がどの程度正しいのかを把握しなければなりません．その理由は，感覚評価のうち位置覚の検査を考えてみるとわかるでしょう．例えば，患者の人差し指を上下に動かし，上か下かを当てさせる検査では，2択のため適当に答えたとしても2回に1回，つまり50％の確率で正解してしまうのです（図2）．したがって，患者の理解度を確認するため，そして検査結果が妥当なものかをみるため，まずは「非麻痺側で練習」をしてから，「麻痺側の検査」をするとよいでしょう．

極めに究めると，こんなことができる！

1. 患者の「聞く・話す」能力が具体的にわかる
2. コミュニケーション以外の「評価」で戸惑わない
3. 意識障害と混同しやすい病態を区別できる
4. 言語障害の患者との向き合い方がわかる

● 文献

1) 太田富雄，和賀志郎，他：意識障害の新しい分類法試案－数量的表現（Ⅲ群3段階方式）の可能性について．脳神経外科 1974；2：623-7．
2) Jennett B, Teasdale G: Aspects of coma after severe head injury. Lancet 1977；1：878-81.

CHAPTER 2 運動麻痺の評価＝BRS は間違い

- 極める1　BRS の回復過程は絶対ではない
- 極める2　「量」と「質」の「評価」の壁という前提条件を知る
- 極める3　運動麻痺の神経路は1種類ではない
- 極める4　患者状態や評価法の特徴を踏まえ，評価を使い分ける

極める1 ≫ BRS の回復過程は絶対ではない

　リハビリテーションでは，足腰が弱って歩けなくなった場合，「どの程度の筋力なのか…？」，また「リハビリテーションによって筋力がどのくらい改善したのか…？」を確認します．この確認作業を「**評価**」と呼び，さまざまな障害に応じて評価法を選択します．脳卒中の患者では，運動麻痺（片麻痺）が頻度の高い症状の1つであり，運動麻痺の評価方法，とりわけ **Brunnstrom Recovery Stage (BRS)** はリハビリテーションの学校で誰もが勉強してくるはずです（「知らない」と思ったあなた，ちゃんと講義を聞いていますか…）．

　BRS は 1966 年に理学療法士の Brunnstrom（ブルンストローム）さんが考案したもので，「上肢」「手指」「下肢」それぞれを【ステージ1〜6】の6段階で分類しています（表1）．日本では，運動麻痺の検査といえば BRS，といっていいほ

表1　Brunnstrom Recovery Stage

ステージ	運動レベル	運動パターン
1	完全麻痺	自分で動かすことができない 筋肉がダラッと緩んでいる状態（弛緩状態）
2	連合反応	体の一部を強く働かせると，麻痺した手足に筋収縮や運動が起こる（例：くしゃみをすると麻痺側の肘が曲がる）
3	共同運動	個々の筋肉を動かそうとしても，全体的に動いてしまい，一定の運動パターン以外の運動ができない．痙縮が最も強い状態
4	分離運動の開始	共同運動パターンが崩れ，それぞれの関節が少し分離して動くようになる．痙縮が弱まりはじめる
5	分離運動の完成	共同運動や痙縮が軽減し，より多くの運動（分離運動）が可能になる
6	分離協調運動の完成	分離運動が自由に，早く，協調性をもって行える状態．正常に近い運動が可能

ど定着していますが，「運動麻痺の評価＝BRS」という考え方はいくつかの問題をはらんでいるため，注意が必要です．

BRSの落とし穴

● 問題その1

　第1の問題点は，中等度の片麻痺にみられる典型的な運動パターン（共同運動）が出現する状態を【ステージ3】とし，共同運動から脱却すればステージが上がるように定義していることです．そのため，共同運動が出現するような運動は，「過剰努力」として不適切な反応を引き出していると判断され，積極的なトレーニングを敬遠してしまうことにつながってしまう場合があります．

● 問題その2

　第2の問題点は，上肢と手指を分けて評価しているのに対し，不思議なことに下肢は股関節などの「近位筋」や足関節などの「遠位筋」を単一の評価項目にしてしまっている点です．その結果，「BRSのステージ順に運動

が生じる」という固定観念によって正しく運動機能を評価できない恐れがあります．

　例えば，下肢【ステージ3】の股関節屈曲・伸展ができなければ，膝関節や足関節の運動はできない，と思い込んでしまう可能性があるのです．実際には，必ずしもBRSに沿った回復過程をたどるわけではなく，【ステージ3】の課題ができなくても，足関節背屈ができる患者もいます．そのため足関節の運動機能を見落とすことや，そもそもどのステージに当てはまるのかが判断できない，といったことが起こります．

● 問題その3

　第3の問題点は，「BRSが唯一の評価表である」という風潮といえるでしょう．欧米での脳卒中機能評価には **Fugl-Meyer Assessment（FMA）** が多用され，そのほかにも目的に応じていろいろな評価が使われています．残念ながら日本では，いまだBRSが主流であり，ほかの選択肢をもってない，あるいは選択する方法を知らないというのが実情かもしれません．

極める2 》「量」と「質」の「評価」の壁という前提条件を知る

　脳卒中の運動麻痺における評価では，ある議論が続いてきました．それは，

片麻痺は「筋力の問題」で動かないのではなく，「麻痺」が原因だゆえに徒手筋力テスト（MMT）で片麻痺を評価するのはいかがなものか…

というものです．
　麻痺には，末梢神経の障害による末梢性麻痺と，脳損傷による中枢性麻痺があり，**回復過程は末梢性麻痺が「量的変化」であるのに対し，中枢性麻痺は「質的変化」とされています**（図1）．

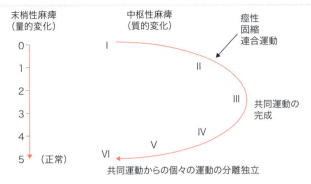

図1　末梢性麻痺と中枢性麻痺の回復過程

　片麻痺の評価を考える際，この「量」と「質」の尺度を厳密に分ける必要があります．ちょっとややこしいのですが，さらりとおさらいします．

> ● **量的尺度＝「数値そのものが変化の量」**
> 　余談になりますが，量的変化とは体重のように一定の間隔で増えていく数値（量的尺度）であり，当然ですが体重が100 kgの人は体重50 kgの人の2倍の重さです．つまり，量的尺度では「数値そのものが変化の量」を示すことになります．リハビリテーションで考えれば，ハンドヘルドダイナモメーターによる筋力値やゴニオメーターによる関節角度などがそれにあたります．
>
> ● **質的尺度＝「便宜上の数値（順序尺度）」**
> 　一方，質的変化は「便宜上」数字を割り当てたもの（順序尺度）であり，BRSがそれにあたります．BRSは体重と同じようにステージが1, 2, 3…と増えていきますが，2が4になったからといって2倍の改善を意味するものではありません．ここがキモです．つまり，「中枢性麻痺は量的尺度で表せない」動きの質の変化を表しているもの，と捉えることができます．

　さて，中枢性麻痺の回復過程が「質的変化」であるという概念は，BRSによる評価を根強いものにし，そして「片麻痺を徒手筋力テスト（MMT）で評価しては

いけない」という議論がわきあがったのも理解できたかと思います．
　加えて，BRSは図1のように共同運動から脱却することが回復と捉えられているため，「筋力強化運動は筋緊張を高める（共同運動を強める）からやるべきではない」という議論も耳にしたことがあるかもしれません．
　こうした背景から，麻痺側の手足の筋力強化をしないリハビリテーションを実践されていた方もいるようです．

　ところが，です．これでは

当然ながら，筋力は強くならない（むしろ放っておけば，弱くなる）

ため，「立つ・歩く」という能力は運動麻痺の程度に依存してしまいます．しかし，運動麻痺が軽くても，筋力がなければ立てないのです．いまや麻痺した手足を積極的に鍛えるリハビリテーションが標準的な考えとなり，**運動麻痺が重度であっても「量的」な要素を高めることで，起立や歩行の能力が「質的」に改善する**ことが明らかになっています．「量」と「質」の評価には長らく壁がありましたが，どちらが正しいかではなく，どちらの要素も評価すべきということです．

極めに究める Point 1
運動麻痺が重度であっても「量的」な要素を高めることで，起立や歩行の能力が「質的」に改善する

極める3 ≫ 運動麻痺の神経路は1種類ではない

　BRSの運動麻痺の回復過程をみると，「股 → 膝 → 足関節」のように近位部から順に分離運動ができてきます．しかし，先ほども述べたように，股関節が動かない場合でも膝関節や足関節を動かせる場合があります．それはなぜでしょうか．このことを理解するためには，運動にかかわる神経路とその機能を学ばなけ

ればなりません．少し難しい話になりますが，脳卒中のリハビリテーションを実践するうえで必ず役に立ちますので，頑張って読み進めてみましょう．

　脳卒中によって脳の右側にダメージを受けると，運動麻痺は反対の左側の手足にあらわれます．これは運動機能を司る皮質脊髄路（錐体路）が延髄のレベルで左右に経路を転換（錐体交叉）するため，脳損傷と麻痺する側が反対になるためです（図2）．皮質脊髄路のほとんどが錐体交叉をして，脊髄の外側にある「脊髄側索」というところを通ります．この錐体交叉をする経路を「**外側皮質脊髄路**」といいます．そして，じつは約10％の神経線維は錐体交叉をせずに脊髄の前方にある「脊髄前索」を通る「**前皮質脊髄路**」というものに分かれます．

　運動麻痺は外側皮質脊髄路の損傷に起因することは間違いありませんが，じつは体幹や手足の運動は前皮質脊髄路も大切な役割を担っているのです．運動にかかわる神経機構は「**外側運動制御系**」と「**内側運動制御系**」に分かれ，外側運動制御系の主役である外側皮質脊髄路は，反対側の手や指などの精緻運動を制御して

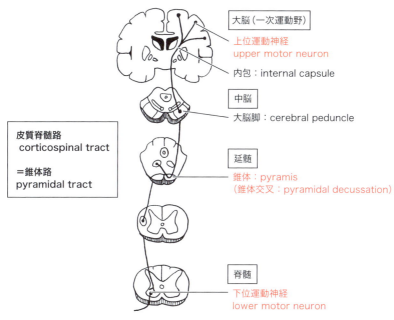

図2　外側皮質脊髄路

います．これに対して，内側運動制御系は前皮質脊髄路のほか，網様体脊髄路系が重要な役割をもち，姿勢調節や歩行に必要な体幹筋や四肢の近位筋の制御をしています（図3）[1]．

手指のような末梢の運動制御は「外側運動制御系が優位」にかかわり，他方，肩関節や股関節など近位筋の制御は「内側運動制御系が優位」にかかわっており，それぞれの優位性が異なるがゆえに，BRSのように下肢の近位筋と遠位筋をひとまとめに評価してしまうと，正しい判断ができないこともあるわけです．

極める4 ≫ 患者状態や評価法の特徴を踏まえ，評価を使い分ける

皆さんは運動麻痺の評価をどのくらいご存知でしょうか．脳卒中の機能評価にはBRSのように運動麻痺に特化したものや，運動麻痺以外の機能障害を含めた総合的評価法があります．脳卒中の総合的評価法は，**Fugl-Meyer Assessment**や**Stroke Impairment Assessment Set（SIAS）**など，さまざまなものがあります．ここでは，日本で開発された脳卒中機能評価法SIASを紹介したいと思います（表2）[2]．

SIASは9つの機能障害を評価する項目があり，そのなかに「麻痺側運動機能（SIAS-Motor；SIAS-M）」があります（図4～8）．**SIAS-Mは麻痺の量的な側面を無視することはできないというコンセプトのもと，「共同運動（質的変化）」と「MMT（量的尺度）」の概念を組み合わせています**．そして，SAIS-MはBRSのように下肢機能を単一の検査でみるのではなく，「股関節」「膝関節」「足関節」それぞれ単独で評価していること，そしてMMTに準じた判定方法としているため，採点に迷うことはありません．

一方，BRSのパターンに合致した回復過程をたどる患者に関しては，BRSは有用な評価手段となります．現状BRSが最も浸透している評価であることは間違いないため，BRSで正しく評価できる場合は，運動麻痺の程度を共通の言語として伝えやすい，認識しやすいというメリットがあるでしょう．もちろん「この評価方法を選択すべき」という絶対的な基準はありませんが，いろいろな評価方法を知らなければ選択することすらできません．それぞれの評価法の長所と短所を学んで，患者の状態や評価方法の特徴を理解して「選択肢をもち」「使い分ける」ことが大切です．

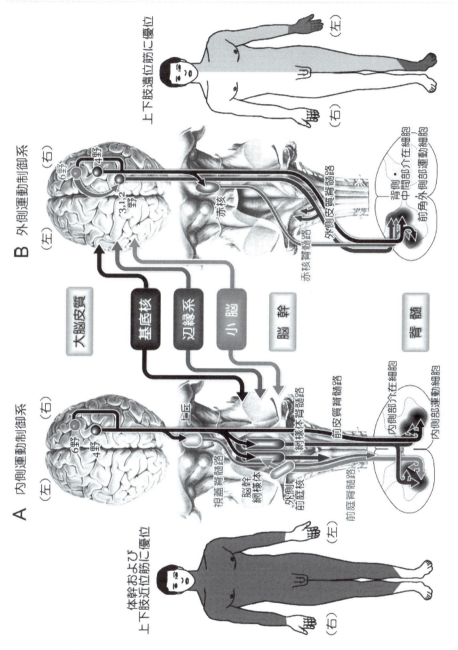

図3 外側皮質脊髄路と前皮質脊髄路[文献1)より一部改変]

表2 SIAS［文献2）より一部改変］

	分類	項目	得点	
1.	麻痺側運動機能	上肢-近位テスト（膝・口テスト）図4	0～5	
		-遠位テスト（手指テスト）図5	0～5	＊
		下肢-近位テスト（股屈曲テスト）図6	0～5	
		-近位テスト（膝伸展テスト）図7	0～5	
		-遠位テスト（足パット・テスト）図8	0～5	
2.	筋緊張	上肢腱反射（上腕二頭筋・上腕三頭筋）	0～3	＊＊
		下肢腱反射（膝蓋腱・アキレス腱）	0～3	＊＊
		上肢筋緊張	0～3	＊＊
		下肢筋緊張	0～3	＊＊
3.	感覚機能	上肢触覚	0～3	
		下肢触覚	0～3	
		上肢位置覚	0～3	
		下肢位置覚	0～3	
4.	関節可動域	上肢関節可動域	0～3	
		下肢関節可動域	0～3	
5.	疼痛	疼痛	0～3	
6.	体幹機能	腹筋力	0～3	
		垂直性テスト	0～3	
7.	視空間認知	視空間認知	0～3	
8.	言語機能	言語機能	0～3	＊＊
9.	非麻痺側機能	非麻痺側大腿四頭筋力	0～3	
		非麻痺側握力	0～3	

＊ 1点を1A，1B，1Cの3段階に分類，＊＊ 1点を1A，1Bの2段階に分類

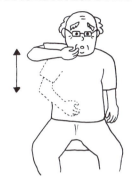

図4 SIAS-Motor；上肢-近位テスト（膝・口テスト）．座位で麻痺側肢の手部を対側膝（大腿）上より挙上し，手部を口まで運ぶ．肩は90°まで外転させ，それを膝上に戻す課題

5点：非麻痺側と同じくらいスムーズに遂行できた場合
4点：3点と5点の間
3点：課題を遂行できる場合（手が口まで届く場合）
2点：手が乳頭の位置に届いている場合
1点：0点と2点の間
0点：上腕二頭筋がまったく収縮していない場合

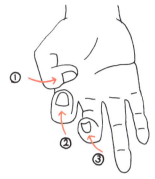

図5 SIAS-Motor；上肢-遠位テスト（手指テスト）．母指から小指の順に屈曲，小指から母指の順に伸展する課題

5点：正常の協調性をもって遂行できた場合
4点：3点と5点の間
3点：前指の分離運動が十分な屈曲伸展をともなって可能である場合
2点：前指の分離運動は可能だが屈曲伸展が不十分な場合
1点：集団屈曲や集団伸展などのわずかな動きが可能な場合
　1A-わずかな動き，あるいは集団屈曲のみ可能
　1B-集団伸展が可能
　1C-ごくわずかな分離運動が可能
0点：手指の随意運動を完全に失った状態

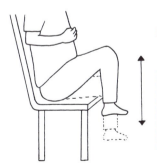

図6 SIAS-Motor；下肢-近位テスト（股屈曲テスト）．座位で股関節を90°より最大屈曲させる課題

5点：非麻痺側と同様の筋力と協調性で股関節を屈曲できる場合
4点：3点と5点の間
3点：足部が床から十分離れるまで股関節を屈曲できる場合
2点：足部がかろうじて床から離れる程度の場合
1点：0点と1点の間
0点：随意的な股関節の屈曲をまったく認めない場合

※必要に応じて，座位保持のための介助をしてもよい

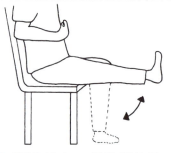

図7 SIAS-Motor；下肢-近位テスト（膝伸展テスト）．座位で膝関節を90°屈曲位から十分(-10°程度まで)伸展させる課題

5点：非麻痺側と同様に力強くくり返し遂行できる場合
4点：3点と5点の間
3点：膝関節を重力に抗して十分伸展できるが，中等度あるいは著明なぎこちなさをともなう場合
2点：膝関節の伸展筋に収縮があり，足部は床から離れるが十分に膝関節を伸展できない場合
1点：0点と1点の間
0点：大腿四頭筋の収縮をまったく認めない場合

※必要に応じて座位保持のための介助をしてもよい

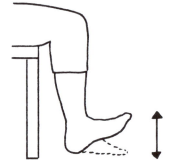

図8 SIAS-Motor；下肢-遠位テスト（足パット・テスト）．座位で踵部を床につけたまま，足部の背屈運動を強調しながら背屈・底屈を3回くり返し，その後なるべく早く背屈・底屈をくり返す課題

5点：正常の筋力と足関節底背屈運動の際の協調性がある場合
4点：3点と5点の間
3点：足関節の背屈ができ，前足部が十分床から離れる場合
2点：足関節背屈運動があり，前足部が床から離れるが十分ではない場合
1点：0点と1点の間場合
0点：前脛骨筋がまったく収縮しない場合

※必要に応じて座位保持のための介助をしてもよい

　私たちリハ専門職は，運動麻痺をBRSによって評価するとき，実際には【ステージ1〜6】のすべてを確認するわけではなく，腕が上がるか，グー・パーはできるか，など大まかな運動機能を確認します．つまり，ある程度のあたりをつけてBRSの評価をします．また，先ほども言及したように，BRSの回復過程に沿った機能回復は絶対ではないため，BRSの評価では見落としが生じる可能性があります．

　最後に，実際にあったBRSの評価例を提示して，本章を終わりにします．

BRSの評価例（実習生のニアミス）

　車いすに座っている患者が麻痺側足関節を背屈できるのをみた実習生は，「足関節の背屈ができているからステージ4か5くらいかな…？」と推測し，【ステージ4】の検査のみを行いました．実習生は，足関節背屈運動が可能であることから，麻痺の程度（検査の段階）にあたりをつけ，教科書に書いてあるBRSの回復段階に当てはめた結果，【ステージ3】以下の評価は不要であると判断していました．

　こうした評価の進め方では，「共同運動パターンなのか」，あるいは「分離運動ができているのか」を単にみているだけになってしまい，股関節や膝関節の動きや筋力を見落としてしまいます．

　一方，SIAS-Mによる評価では，この患者の下肢運動機能は「股屈曲テスト1点」「膝伸展テスト2点」「足パット・テスト4点」であり，近位筋優位の運動麻痺を呈していました．BRSでは，この患者は共同運動から脱却している（しつつある）ことになるかもしれませんが，SIAS-Mの結果からは，内側運動制御系の障害が推測され，実際に起立や歩行では上手に姿勢が保つことができませんでした．そのため，分離運動は比較的できている状態でしたが，起立練習や長下肢装具を用いた歩行練習によって股関節機能を高めることが重要と判断しました．

　このように，運動麻痺の「質的要素」と「量的要素」をもらさずに確認していくことは，適切な治療プログラムを考えるうえでも欠かせません．

COLUMN 3
評価するタイミングと条件を考える

　私たちは，右手を挙上しようとすれば，何回くり返しても同じ運動ができます．ところが，脳卒中の患者では姿勢や状況によって機能が異なってくることを頭に入れておく必要があります．例えば，臥位と立位では麻痺側足趾の緊張が変わります．また，温かい家のなかを歩く場合と比べ，寒空の下を歩いたあとでは上肢の筋緊張は高くなるでしょう．さらに，足関節底屈筋の痙縮などで筋の伸張が困難な場合，十分なストレッチングをする前と後では，その動きも異なってきます．

　評価をするときの条件も軽視することはできません．中枢性の運動麻痺は，1つの関節で動かすことができず，共同運動のように多数の関節による複合運動として動きが出やすいものです．座位で股関節を屈曲する課題を評価するとき，体幹が後ろに傾くのと，そうでないのとでは，股関節の運動は見かけ上大きく異なります（図9）．このように課題とする動きをしっかり統制しないと，麻痺していない部分や体全体を使って課題を遂行しようという現象が生じてしまいます（**代償運動**）．そのため，同じ課題をみているつもりでも，評価するときの条件の違いによって，その都度異なる運動をしていることになってしまい，当然ながら評価の結果も違うものになってしまいます．

　脳卒中の患者を評価する場合，①同じ患者でも姿勢や環境，課題の順序によって評価結果が異なること，②複合運動になりやすく，代償運動が生じやすいこと，③課題の条件を一定にすること，などに気をつけなければなりません．

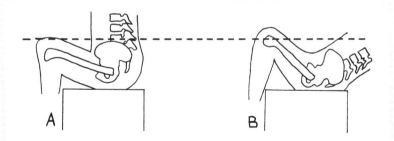

一見，Bの方が足が持ち上がっている様ですが実際には，Aの方が股関節の屈曲角度は大きい

図9　座位で腿上げ（「A.体幹をまっすぐ」vs「B.後ろに傾く」）

COLUMN 4

足首の捻挫と同様に「脳みそ」も腫れる!?

足首を捻挫した場合，その症状は患部である足首に症状が出ますが，脳卒中では脳の障害による症状が手足の運動麻痺のように他の部位にあらわれ，原因と結果が解離しています．

足首の捻挫は患部の具合を直接的にみて触れることで，重症度やその経過を把握することができますが，脳卒中による運動麻痺などの症状は，患部である脳の状態を直接知ることができません．そこで活躍するのが**「脳画像所見」**です．足首の捻挫のように，「腫れている」「熱をもっている」といった所見は，脳卒中においても極めて重要なものであり，「どのくらい麻痺がよくなるのか…？」といった予後予測に役立ちます．

皮質脊髄路（錐体路）は反対側の運動機能にかかわりますが，急性期ではこの経路が損傷していなくても運動麻痺が生じることがあります．なぜなら**足首の捻挫と同様に「脳みそ」も腫れる**からです．例えば，皮質脊髄路の神経線維が密集する内包（図2）の近くにある被殻は脳出血が好発する部位であり，被殻出血の大きさや部位によっては内包が直接損傷されます．

一方，被殻出血による直接的な内包のダメージがなくても，「脳の腫れ」によって内包を圧迫し，一時的に運動麻痺の程度が重症化する場合があるのです．内包が損傷を受けていないのであれば，脳の腫れがひけば運動麻痺が改善してくることが期待できますが，この情報は手足の機能だけをみて判断できるものではなく，画像で「脳みそをみる」ことではじめてわかるものです．リハビリテーションにかかわる専門職たるもの，画像所見を診断のためではなく，機能回復や治療方針を理論的に検討するためにも活用しなければなりません．

極めに究めると こんなことができる!

1. 運動麻痺の特性「質的変化・量的変化」がわかる
2. 脳卒中機能評価の特徴がわかる（BRS オンリーではなくなる）
3. 患者の症状に応じて評価を選べる
4. 運動麻痺を評価する際の注意点がわかる

● 文献

1) 高草木薫: 大脳基底核による運動の制御．臨床神経 200；49：325-34.
2) 千野直一，椿原彰夫，他: 脳卒中の機能評価―SIAS と FIM [基礎編] ―．第 1 版第 1 刷，金原出版，2012．

CHAPTER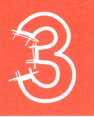

「バランス」という言葉は使わない

極める **1** 「便利な言葉」は使うべからず
極める **2** 動くことは「不安定な状態」をつくり出す
極める **3** バランス尺度の要諦(ようてい)は「ものごとの本質」を捉えるべし
極める **4** リハ専門職たるもの，機能回復にこだわるべし

極める **1** ≫ 「便利な言葉」は使うべからず

　脳卒中の患者は手足の麻痺をはじめとする運動障害により，立つことや歩くことが不自由になります．リハビリテーションでは，「姿勢を保持できなくなっていること」や「安全に運動ができなくなっていること」の理由を考えることは，よい治療を選択するうえで欠かすことはできません．なぜならば，安定して座っていることができない場合，「筋力やバランスの問題なのか…？」，あるいは「恐怖感などの心理的な問題なのか…？」，その原因によって講じるべき治療は当然異なってくるからです．そのため，私たちリハビリテーションに携わる専門職は姿勢や動作の障害について，関節可動域や運動麻痺，バランス能力の検査など，さまざまな評価を行い，患者の症状を把握していきます．

　しかし，評価結果から姿勢・動作障害の原因を考えていく過程（「統合」と「解

釈」）には，

たくさんの「便利な言葉」による問題

が隠れており，せっかく丁寧に評価をしても，具体的な治療につながらないケースが多々あります．

　便利な言葉の代表的なものとしては，「**バランス**」「**重心**」「**安定**」などがあります（「え，どれも教科書に載っている言葉でしょ…!?」）．そうです，どれも教科書で使われている用語であり，この言葉自体が悪いわけではありません．問題なのは，これらの言葉はあまりにも大まかな表現，大まかな概念のため，使い勝手はよいかもしれませんが，評価から原因を探る「統合」と「解釈」の過程においては，一歩踏み込んで考える必要があるにもかかわらず，得てしてそうした思考が欠落してしまうという点です．

　例えば，座位が「不安定」な患者を考えてみましょう．座位が不安定な原因が「バランスが悪い」という解釈に留まってしまうと，治療プログラムは単なる「バランス練習」になってしまいます．もっと極端に考えると，このような統合と解釈では，座位が不安定な患者はすべて，「バランスが悪いからバランス練習をする」という画一的なものになってしまいます．「どのようなバランス機能が低下しているのか…？」「バランスがとれない要素は何なのか…？」といったことを追及することで，患者1人ひとりにあった個別のリハビリテーションが提供できるようになるのです．

COLUMN 5
危なくても介助しない

　脳卒中リハビリテーションの現場は，意識障害や運動障害をもつ患者を対象とすることが多いため，**常に転倒と隣り合わせ**です．そのため「手すりの配置を工夫して，いかに転倒をしない環境をつくるのか…？」，あるいは「どのくらいのバランス能力であれば，歩行が自立できるのか…？」をBBS (Berg Balance Scale)（表1）のカットオフ値を検証して判断するなど，さまざまな取り組みが求められ

ます．これらは，安全に安心して日常生活活動（activities of daily living：ADL）を遂行するうえで，極めて重要な要素であることは間違いありません．

ただし，リハビリテーションでは，たとえ患者が転びそうであっても「何とか姿勢を保とうとしているのであれば…」，基本その反応を邪魔（介助）してはいけません．転びそうで不安だからといって，つい姿勢を保とうとする前に患者を支えてしまったり，余計な介助をしてしまいがちですが，**「自らバランスをとる」**という反応を引き出すことが，バランス機能の改善につながるのです．バランス機能を改善させる介助をするには，前述したように「具体的にどのようなバランス機能が，どの程度低下しているか…？」を把握することが必要です．そのことによって，介助に強弱をつけることや，介助を最小限にすることができるようになります．

極める 2 ≫ 動くことは「不安定な状態」をつくり出す

では，座位や立位において「安定している」とは，どのような状態でしょうか．当たり前のことですが，それはじっとしているときです．ヒトで考えれば，寝ている状態が最も「**支持基底面**」が広く，安定した姿勢といえるでしょう（図1）．しかし，ヒトは生活を営むために重力にあらがい，歩いたり，走ることも飛び跳ねることも行います．この重力にあらがう運動は，言いかえれば，ヒトが動くということは「最も安定した状態を崩すことの連続」といえるのです．しかも，ヒトは安定した状態を崩しても，やはり安定して動き，作業することができます．それは，なぜでしょうか．

私たちが「**姿勢を保持するための絶対条件は，支持基底面内に重心を落とす**」ことです．一方，「**動くということは，絶えず支持基底面を変化させる**」ことであり，ヒトはその不安定な状態に適応するため，支持基底面内に常に重心を移動させることで「安定」を担保しています．私たちの身体は一塊の硬い構造ではなく，頭や手足，胴体などの部位からなる分節した構造になっています．ビール瓶やペットボトルのような一塊のモノは，少し傾けると倒れてしまいますが，ヒトが転倒せずに安定して姿勢保持や運動を遂行できるのは，いろいろな姿勢の変化に対して，身体の配置を適切に調節しているからです（図2）．

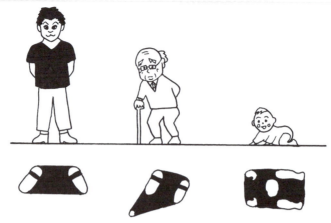

図1 仰臥位，座位，立位の順に「支持基底面」が少なくなる

　例えば，酔っ払いの千鳥歩きのように患者がふらふらと歩いているとしたら，皆さんは「危ない」「不安定だ」と思うことでしょう．しかし，その見た目の印象とは異なり，別の解釈もできるのです．ふらふらと歩いていても転ばないということは，その患者は正常とはいえなくとも，何とか安定させて（バランスをとって）歩けている，とも受け取れます．

　その一方，先程も言及したように「便利な言葉」は定義が曖昧であることや，幅広い意味をもつため，解釈の仕方や問題の捉え方が人によって大きく変わってしまう危険性があります．つまり，「バランスの良し・悪し」「安定・不安定」という用語で，運動・動作を表現すると，場合によっては誤った判断をしてしまう可能性があるわけです．もうおわかりですよね．大切なことは，**ふらふらした歩行が，「安定しているのか否か…？」を判断するのではなく，「どの程度のバランス機能なのか…？」を色メガネなしで客観的にみていくという視点が大事なのです**．

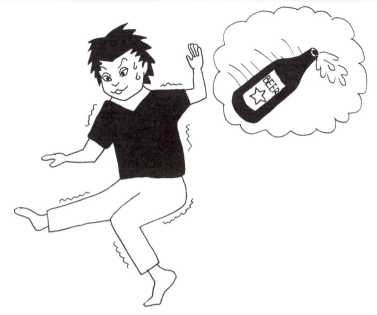

図2 ビール瓶は少し傾けると倒れる．ヒトはいろいろな姿勢の変化に対して，身体の配置を適切に調節している

- 姿勢保持の絶対条件は，支持基底面内に重心を落とすこと
- 動くということは，絶えず支持基底面を変化させること
  ➡ 「安定」の用語の定義の裏に，この2つの解釈を踏まえる

極めに究める Point 1

極める3 ≫ バランス尺度の要諦は「ものごとの本質」を捉えるべし

　バランス能力の低下は，立位作業や移動手段などさまざまなADLに支障をきたすため，リハビリテーションの主な対象といえます．そして脳卒中患者の動作を観察すれば，誰もが「バランスが悪い」「不安定だ」ということが直感的にわかるでしょう．リハビリテーションでは，**この直感的，感覚的な観察（症状）を客観的に評価（判断）** して，適切な治療に結びつけていかなければなりません．

　バランス尺度の代表的なものとしては，**Berg Balance Scale (BBS)**（表1），**Functional Reach Test (FRT)，Timed Up and Go Test (TUGT)** などがあり，これらはバランス能力を数値であらわすことができます．

　TUGTであれば，13.5秒が転倒の危険性を判断するための値（カットオフ値）といわれています[1]．しかし，バランス尺度の本質は数値を知ることではありません．カットオフ値は客観的な指標ですが，リハビリテーションではバランス尺度をもとに，「どのようなバランス機能を改善させる必要があるのか…？」（目標）を把握することが重要になります．つまり，「BBSが◯点だから，まだ歩行は自立にはならない」という判断に留めるのではなく，その評価によって，「どのようなバランス機能を改善しなければならないのか…？」「そのためには，どのような練習をすべきなのか…？」を推論することが肝要です．ここでも「便利な言葉」と同様，「便利なバランス尺度」のまま受け取るのではなく，さらに一歩踏み込んだ考察が必要になります．

表1　Berg Balance Scale (BBS)

1 立ち上がり（椅子座位からの立ち上がり）
◇指示：「手をつかまずに立って下さい」
4：手を用いずに1人で立ち上がり可能
3：手を用いて1人で立ち上がり可能
2：数回試して手を用いて立ち上がり可能
1：立ち上がり、または安定のために最小限の介助が必要
0：立ち上がりに中等度ないし高度な介助が必要

2 立位保持
◇指示：「つかまらずに2分間立って下さい」
4：安全に2分間立位保持可能
3：監視下で2分間立位保持可能
2：介助なしで30秒間立位保持可能
1：数回の試行にて監視なしで30秒間立位保持
0：介助なしでは30秒間立っていられない
※2分間安全に立位保持できれば、座位保持の項目は満点とし、「4 立位から座位」の項目にすすむ

3 座位保持（両足を床につけ、もたれずに座る）
◇指示：「腕を組んで2分間座って下さい」
4：安全確実に2分間座ることができる
3：監視下で2分間座ることができる
2：30秒間座位保持可能
1：10秒間座位保持可能
0：介助なしでしゃがみ姿勢で10秒座ることが不可能

4 座り（立位から座位）
◇指示：「どうぞお座り下さい」
4：ほとんど手を使用せずに安全に着座することができる
3：両手でしゃがみ動作を制御する
2：両下腿後側を椅子に押しつけてしゃがみ動作を制御する
1：独立して座れるがしゃがみ動作の制御ができない
0：座るのに介助が必要

5 トランスファー
◇指示：「車椅子からベッドへ移り、また車椅子へ戻って下さい」
4：まず肘掛けを使用して安全に移ることができる。次に肘掛けを使用しないで安全に移ることができる
3：肘掛けを使用すれば安全にトランスファー可能
2：言葉での誘導もしくは監視があればトランスファー可能
1：トランスファーに介助者1名が必要
0：2名の介助者もしくは安全面で監視が必要

6 立位保持（閉眼での立位保持）
◇指示：「目を閉じて10秒間立って下さい」
4：安全に10秒間閉眼立位可能
3：監視のもとで10秒間閉眼立位保持可能
2：3秒間閉眼立位保持可能
1：閉眼で3秒間保持できないが、ぐらつかないで立っていられる
0：転倒しないように介助が必要

7 立位保持（両足を一緒に揃えた立位保持）
◇指示：「足を揃えて、何もつかまらずに立っていて下さい」
4：1人で足を揃えることができ、1分間安全に、1分間監視
3：1人で足を揃えることができ、監視下で1分間
2：1人で足を揃えることができるが、30秒間保持不可
1：足を揃えて立位をとるために介助が必要であるが、足を前にして15秒立位可能
0：閉脚立位をとるために介助が必要、そして15秒立位保持不可

8 両手前方（上肢を前方へ伸ばす範囲）
◇指示：「両手を90°上げて下さい。指を伸ばして前方へ伸ばして下さい」
※以下の項目は、立位保持中に実施する
→測定は、被験者が90°に上肢を上げたときに、足指先端に定規を当てる。指先が前方に伸ばしている間、足指先端に定規を当てない。最も前に届いた指先の位置で距離を記録する。
4：確実に25cm以上前方へリーチ可能
3：12.5cm以上安全に前方へリーチ可能
2：5cm以上安全に前方へリーチ可能
1：監視があれば前方へリーチ可能
0：転倒しないように介助が必要、またはバランスを崩してしまう

9 拾い上げ（床から物を拾う）
◇指示：「足の前にある靴（あるいはスリッパ）を拾い上げて下さい」
4：安全かつ簡単に靴（あるいはスリッパ）を拾い上げることが可能
3：監視があれば靴（あるいはスリッパ）を拾い上げることが可能
2：拾い上げられないが2.5～5cmのところまで手を伸ばすことができ、独立してバランスを保つ
1：拾い上げることはできるが、拾い上げるときに監視が必要
0：検査中監視が必要であり、検査ができない

10 振り返り（左右の肩越しに後ろを振り向く）
◇指示：「左肩越しに後ろを振り向いて下さい。今度は右肩越しに後ろを振り向いて下さい」
4：両方向からうまく振り向いて体重移動がうまい
3：一方向からのみ振り向いて、もう一方向では体重移動が少ない
2：横を向けるだけだが、バランスは保てる
1：振り向く時に動作中に監視が必要
0：振り向くのに介助が必要

11 360°方向転換（1回転）
◇指示：「円周上を完全に1回回って下さい。いったん止まり、その後反対方向に1周回って下さい」
4：4秒以内に両方向安全に1周回ることが可能
3：4秒以内に一方向のみ安全に1周回ることが可能
2：ゆっくりだけども1周回ることは可能
1：間近の監視もしくは言葉の介助が必要
0：1周するのに介助が必要

12 踏み台昇降
◇指示：「足の上に交互に足をのせて下さい。すっ足台の上に4回のせるまで続けて下さい」
4：支持なしで安全に20秒以内に8回足をのせることができる
3：支持なしで安全に20秒以上必要であるが、完全に8回足をのせることができる
2：監視下であるが、介助不要で、完全に4回足をのせるが可能
1：最小限の介助で2回以上足をのせることが可能
0：転倒しないように介助が必要、または試行不可能

13 タンデム立位（片足を前に出しの立位保持）
◇指示：「課題を実地で説明」一方の足をもう一方の足の前にまっすぐ置くことができる。30秒保持可
4：自分で足をまたいで置くことができ、30秒保持可能
3：前に足を置くだけで、30秒保持可能
2：検査姿勢をとるために介助を要するが、15秒保持可能
1：足を出すことはステップすることに介助を要するが、10秒バランスを保っていられる
0：ステップをしている時、または立っている時に足を置くとバランスを崩してしまう

14 片足立位
◇指示：「どこにもつかまらずに、できるだけ長く片足で立って下さい」
4：単独で片足立ち上げ、10秒以上保持可能
3：単独で片足立ち上げ、5～10秒保持可能
2：単独で片足立ち上げ、3秒もしくはそれ以上保持可能
1：片足を上げることはできるが、片足立ちを3秒保持することができない、もしくは立位で介助が必要
0：試行不可能、もしくは転倒回避的に介助が必要

バランス尺度をもちいた評価例

　バランスを構成する要素にはさまざまなものがあります（図3）[2]．図3の機能的バランス分類を念頭に姿勢や運動をみていくだけでも，どのようなバランス機能が低下しているのかがずいぶんと理解しやすくなり，バランス分類に見合った評価方法も理論的に選択することができるようになります．

　例えば，「じっと立っているときは安定していても，立位で前方の物に手を伸ばせない場面が観察されれば，図3の因子3が低下していることが推測される」，こんな具合です．その場合，BBS（表1）でのリーチ項目（「8 両手前方」）やFRTを評価し，基準値に対して「どの程度のバランス機能なのか…？」をみていきます．BBSやFRTの結果から，図3の因子3が低下しているようであれば，「バランスに影響する可能性がある足関節背屈可動域の制限はないか」「下腿三頭筋の筋緊張が亢進していないか」「足関節底屈での制動にかかわる筋力に問題はないか」などを1つひとつ確認します．

　このように患者のバランス状態を，指数を用いて丁寧にひも解くことで，「前方に手を伸ばせないから前方へのリーチ練習」という漠然とした解釈から，

「足部の位置を変化させずに重心を移動させるような課題（因子3）が難しいことがわかった！　その原因は…，関節可動域とかいろいろ評価したけれど，一番は前方に手を伸ばしたときに足関節を底屈させて倒れないようにする足関節底屈筋の筋力や筋緊張低下かな…．治療は足関節底屈筋の筋力強化と前方へリーチしたときの底屈制動の練習をしてみよう！」

と，このように論理的に考えることができ，バランスの評価が治療に直結するようになっていくのです．リハビリテーションの現場ではこのような評価と治療のリンクづけが日常的になされて，はじめて「一人前」といえるのかもしれません．

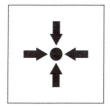
因子1:静的姿勢保持
検査例:立位保持,Mann肢位,片足立ちなど

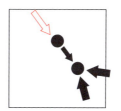
因子2:外乱負荷応答
検査例:Maunal Perturbation-Test

因子3:随意運動中のバランス（支持基底面固定）
検査例:FRTなど

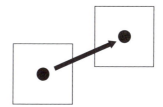
因子4:随意運動中のバランス（支持基底面移動）
検査例:TUGなど

図3 機能的バランス分類の模式図とバランス検査例［文献2）より一部改変］

四角の枠は支持基底面,●は重心,黒矢印（➡）は運動方向,白矢印（⇨）は外乱を模式的にあらわした．因子1：理想的な位置に重心を保つ機能．因子2：外乱を加えたときの姿勢バランス反応．因子3：支持基底面を固定した状態でできるだけ重心を移動させる機能．因子4：支持基底面が移動する状況（移乗や歩行）で安定して動作を遂行する能力

極める4 » リハ専門職たるもの，機能回復にこだわるべし

　脳卒中の患者は，運動麻痺などのさまざまな機能障害をもっています．そして当然のことながら「手が動くようになってほしい」といった機能回復に対する強い希望をもつ方がたくさんいます．実際リハビリテーションの現場では，運動療法や電気療法，装具療法などさまざまな方法を駆使して運動麻痺を改善させることが重要な役割の1つであり，患者も私たちリハ専門職も，当然のことながら

機能回復にこだわってリハビリテーションに取り組まなければなりません．
　しかし，これらの当然すぎる脳卒中患者の要望に対して，残念ながらリハビリテーションは万能ではないため，すべての患者の機能障害が完璧に，あるいは予想どおりに改善することはありません．そこで問題となることは，

機能障害を補うための「代償」をどこまで許容するのか…？

ということです．失調症状がある患者では，安定性と効率性の高い動作を獲得するために，歩幅を広げて歩く（ワイドベース歩行）などの代償的戦略を学習していきます（図4）．機能障害である失調症状の改善に焦点をあてることは大切ですが，度が過ぎてはいけません．どこかで折り合いをつけて，代償的に運動・動作を獲得しなければ，患者のADLやQOLは停滞してしまいます．つまり，正常な機能，正常な動作を追い求めるあまり，代償的な適応を抑制し続ければ，かえって動作が不安定となり，日常生活を阻害してしまう恐れがあるのです．

　一方，はじめから代償方法を積極的に取り入れてしまっては，よくなる機能も改善しません．私たちPTやOTはあくまで機能回復にこだわり，立位作業や歩行を阻害している機能障害を追求し，「リハビリテーションで改善する可能性が高い機能は何か…？」を考えて，治療方針を決めていく必要があるでしょう．その結果，機能の改善が難しいと考えられた場合，代償手段や環境の調整などを検討します．生活期では，代償的な方法を含めた動作が定着している患者が多く，急性期や回復期の患者ほど機能障害の改善が少ないのも事実です．そのなかでも「過剰な代償的適応はないか…？」「最適な動作を阻害している因子はないか…？」といったことを分析しながら治療することが重要です．

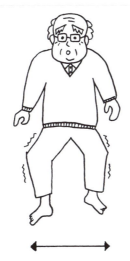

図4　ワイドスペース歩行

COLUMN 6

どんなに準備をしても「転ぶときは転ぶ」

　私が理学療法士として勤務をはじめた頃の話です．杖や装具の処方，手すりの設定や試験外泊など万全の準備をし，上司や病棟の看護師さんと安全に日常生活を送れることをいくどとなく確認したうえで，退院したある患者がいました．

　当時の私は「これで転ばないで済むだろう」と安堵していたのですが，ところが退院後1カ月もしないうちに，その患者は転倒による大腿骨頚部骨折で再入院してしまったのです．患者に転倒したときの状況を確認したところ，体調が悪かったわけでもないのに，いつもの廊下でたまたま転んだとのことでした．確かに，健常者であってもたまに躓いたり，足の指をぶつけたり，ときには転ぶこともあります．この経験から，このたまたまは現実的に起こりうること，そして100回は大丈夫であっても，1,000回あるいは10,000回に1度は転ぶという可能性があることを学びました．

リハビリテーションでは転倒しないことが重要ではありますが，**「転ぶことは不可避である」**と思考を転換し，**「転んでもケガをしないようにする」**ことの大切さにも気がつきました．矛盾するようですが，転倒しないために最大限の準備をするとともに，場合によってはケガをしない上手な転び方を練習することもあるのです．

極めに究めると こんなことができる！

1. バランス機能とその概念を理解し，客観的な判断ができる
2. バランスの評価方法を「目的」に応じて「選択」できる
3. バランスの評価「結果」に基づいて「治療」方針を検討できる
4. 適切な練習課題や介助方法がわかるようになる

● 文献

1) Shumway-Cook A, Brauer S, et al: Predicting the probability for falls in community-dwelling older adults using the Timed Up & Go Test. Phys Ther. 2000 Sep；80(9)：896-903.
2) 島田裕之，内山 靖，他: 姿勢バランス機能の因子構造：臨床的バランス機能検査による検討．理学療法学 2006；33：283-8.

第2部
治療

＼Chapter 4／
「起き上がり動作」は側臥位を経由すべきではない

＼Chapter 5／
「体幹が弱いから座れない」は間違い

＼Chapter 6／
なにがなんでも麻痺側下肢に荷重をかけるべきということではない

＼Chapter 7／
千本ノックは必要か？
──量より質？　質より量？

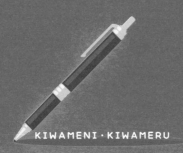

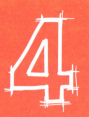

「起き上がり動作」は側臥位を経由すべきではない

極める1　決まりきった「型」は忘れるべし
極める2　片麻痺患者の多くはやっぱり「非麻痺側」から起き上がる
極める3　2つの作戦を知っていれば「治療」できる
　　　　――(「目には目を，歯には歯を」作戦)
極める4　2つの作戦を知っていれば「治療」できる
　　　　――(「もちつもたれつ」作戦)

極める1 ≫ 決まりきった「型」は忘れるべし

　「起き上がり動作」は，寝床から離れるだけでなく，座位や立位での生活活動を送るための前段階にあたる動作といえます．さらに，廃用症候群(disuse syndrome)の予防という観点からも避けては通れない重要な動作です．では，脳卒中によって片麻痺がある患者は，どのように起き上がればよいのでしょうか…？

　多くの教科書には，

> - 非麻痺側を使って麻痺側の手足を助け，
> - 「ゴロン！」と横に寝返り（側臥位），
> - ベッド柵を使うか，肘をついて状態を起こす…

といった手順が書かれているかと思います（図1）．この手順は片麻痺がある患者にとって理にかなった方法ですが，注意しなければならないことは，この考え方は**麻痺側上下肢や体幹部などの機能が使えない場合のやり方**ということです．

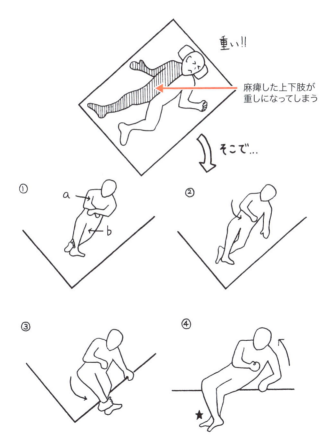

図1　多くの教科書で紹介されている片麻痺患者の起き上がり動作
①a.麻痺側の手を体に乗せる．b.よいほうの脚を下に入れる．②非麻痺側方向に寝返る（必要に応じてベッド柵やベッド端をつかむ）．③非麻痺側の下肢でベッドから足をおろす．④ベッド柵やベッド端をつかみながら，肘をつき（on elbow）に上体を起こす．（★印）は錘の位置

第4章　「起き上がり動作」は側臥位を経由すべきではない

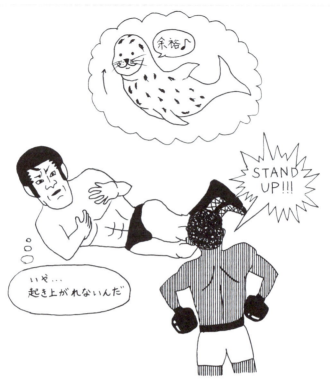

図2 アザラシは側臥位から起き上がれるけど…，人間は手足を使わずに起き上がれない！

実際に，側臥位の状態で肘をつかず（ベッド柵を使わず）に起き上がってみてください．人間は筋活動だけで，この姿勢から起き上がることはできません（図2）．すなわち，図1の起き上がり方法は，

　　①起き上がり動作に大切な頸部から体幹部の筋活動を最小にした方法

ともいえます．リハビリテーションの結果，このような代償的な方法で起き上がり動作を獲得する患者もたくさんいます．一方，

　　②治療をすることで，頸部や体幹部の適切な運動が生じ，より効率的な方法で起き上がることができる

可能性も十分あります．つまり「脳卒中片麻痺患者の起き上がり＝側臥位を経由する」という方法がすべてではないのです．ゆえに，どのような起き上がり方法の獲得を目指すのか，適切な「評価・治療」に基づいて検討する必要があるといえます．

極めに究める Point 1
「脳卒中片麻痺患者の起き上がり＝側臥位を経由する」という方法がすべてではない

極める 2 ≫ 片麻痺患者の多くはやっぱり「非麻痺側」から起き上がる

　脳卒中片麻痺患者の「寝返り」は，麻痺している方向（麻痺側）に寝返ることは比較的容易ですが，麻痺がない方向（非麻痺側）に寝返ることはかなりの努力を要します．このカラクリは簡単です．非麻痺側に寝返るということは，思いどおりに動かない手足や体幹を非麻痺側方向に移動させなければならないからです．「それならば，麻痺側に寝返って起き上がればいいじゃないか…？」と思われるかもしれません．ところが「非麻痺側方向へ寝返り，起き上がる」ほうが，やはり現実的なのです．

　その理由は，麻痺側に寝返ると…，

- 麻痺側の肩関節を痛めてしまう
- 側臥位で非麻痺側の手をついても，上体を起こせない
- 起き上がろうとしても，麻痺側上下肢で踏ん張れない
  （例．麻痺側の肘をついて上体を起こせない．上体を起こせても麻痺側下肢で踏ん張れない）
- ベッド柵をうまく使えない

などです．そのため片麻痺患者のほとんどは，やはり非麻痺側から起き上がります．

では，どうすれば効率的に起き上がることができるのでしょうか…？
　そのポイントは2つです．1つは「目には目を，歯には歯を」作戦，つまり身体が重くて起き上がれないのであれば"重さ"で対抗するのです．つまり，

重さが邪魔をするのなら，重さを利用して問題を解消してしまえ

ということです．2つ目は「もちつもたれつ」作戦です．これは，

弱い（うまく機能しない）部分と強い（うまく機能する）部分とがお互いによい関係を築きましょう

というものです．この2つを意識して姿勢や動作を「評価・治療」することにより，片麻痺患者の起き上がり動作は大きく変貌します．では早速，この2つの作戦をみていきましょう．

COLUMN 7

えっ！　麻痺側から起き上がる…？

　「寝返りや起き上がりは，非麻痺側へ…」というセオリーが定説ですが，麻痺している方向に動作をすることも大切です．「えっ！　さっきは非麻痺側から起き上がるって，いったじゃないか…?!」という反論がいまにも聞こえてきそうです．起き上がり動作は，やはり「非麻痺側から…」というのは紛れもない事実です．しかし，非麻痺側からの起き上がり動作に見通しがついたら，より多くの選択肢をもたなければなりません．では，その理由を説明しましょう．

　皆さんは「学習された不使用」をご存知でしょうか．**これは麻痺した手を使わない経験をくり返す結果，「不使用」を学習してしまい，使える機能も使わなくなってしまう**というものです．私は，このことは麻痺した手足だけではなく，動作にも当てはまると考えています．非麻痺側の起き上がり動作は，当然ながら非麻痺側と比べて，麻痺側はあまり使用しません．つまり，非麻痺側に限定した起き上がり動作しかできなければ，麻痺側を使う機会を減らすことにつながるのです．もっとも麻痺側から起き上がるには，より高度のバランス機能が必要ですし，上体を起こしたときに麻痺側の股関

節で踏ん張らなければなりません（が…）（図3）．

「環境が人を育てる」という言葉がありますが，麻痺側から寝起きする環境をつくることは，麻痺側の上下肢や体幹を使用する頻度を増やし，機能回復にも役立ちます．リハ専門職として，患者の安全が担保できていれば，思い切ってベッドの向きを変えて，麻痺側から起き上がる環境をつくることも大切です．

極める3 ≫ 2つの作戦を知っていれば「治療」できる――（「目には目を，歯には歯を」作戦）

まず，ヒトが仰向け（背臥位）から起き上がるためには，どの部分の筋肉が働く必要があるのでしょうか…？　そこで，起き上がり動作とその筋活動を理解するうえで，とても役立つ考え方を紹介します．それは，「ブリッジ活動」と「テンタクル活動」です．

● ブリッジ活動とテンタクル活動

ブリッジ活動は，アーチをかけるように胴体部分をもち上げる（＝上下肢が床についている）活動であり，床の面にある筋群が働くという特性があります．一方，テンタクル活動は胴体から突き出た頭や上下肢をもち上げる活動であり，この場合は天井側の筋群が作用します（図4）．背臥位から起き上がることを考えてみると，起き上がり動作は頭部や四肢の運動が先行する，つまり，テンタクル活動が「起き上がり動作」を可能たらしめるのです．ただし，このテンタクル活動は，

- 「移動する身体部位の重さ」よりも「安定させる身体部位」の重さが大きく
- 運動する方向に「錘（おもり）」がなければ，成立しません（図5）．

どういう意味でしょうか…？　この作戦を踏まえて，図1-④を例に考えてみましょう．まず，起き上がり動作に際して，患者はベッド柵をつかみ，肘をついて（柵の方向に）上体を起こしていますが，そのとき運動する方向には下肢の重

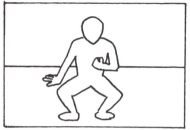
①リラックスした開脚

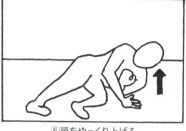
⑤頭をゆっくり上げる

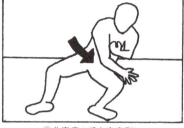
②非麻痺の手を麻痺側に

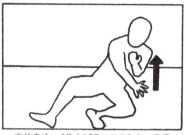
⑥体をゆっくり上げる．このとき，麻痺側股関節で支えなければならない

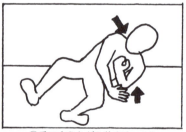
③手で支えながら体をゆっくり床に降ろしていく

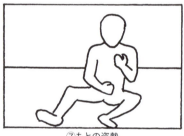
⑦もとの姿勢

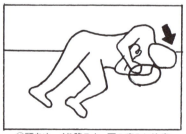
④頭をゆっくり降ろす．肩の痛みに注意

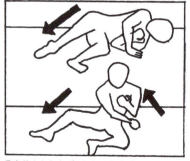
⑧身体をもち上げられない場合（上），非麻痺側下肢を使って反動でもち上げる方法（下）

図3 麻痺側方向に寝起きする方法

第 2 部 治療

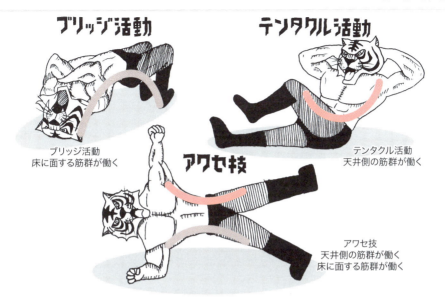

図 4 「ブリッジ活動」と「テンタクル活動」、そして「アワセ技」

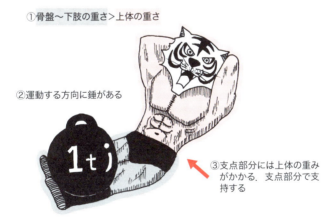

図 5 「起き上がり運動」は、運動する方向に錘（おもり）がなければ成立しません

みがありません．つまり運動する方向に「錘」がないため，体幹部のテンタクル活動は不能となり，腕の力のみで力んで上体を引き上げざるを得なくなっているのです．これでは，たとえテンタクル活動ができる患者であっても有効に筋群を

第 4 章 「起き上がり動作」は側臥位を経由すべきではない

作用させられず，この筋活動の試みは「宝の持ち腐れ状態」になってしまいます．

実際の起き上がり動作は，図5のような直線的な運動方向ではなく，図1-①〜④のように運動方向は刻一刻と変化します．「**運動方向**」と「**錘**」の関係を意識し，錘を活用するだけで，眠っていた筋活動が目を覚ましてくれることは，少なくないのです．だからこそ（もちろん最終的に，図1の起き上がり方法になる患者もいますが…），練習段階では，まず「筋活動による効率的な動作が可能か否か…？」を確認しなければならないのです．

以上が，重さ（錘）を利用して「起き上がり動作」の問題を解消する「目には目を，歯には歯を」作戦の考え方です．

極めに究める Point 2 「重さ」と「運動方向」の関係を意識し，起き上がり動作の問題を解消する

極める 4 》 2つの作戦を知っていれば「治療」できる──（「もちつもたれつ」作戦）

さて，「目には目を，歯には歯を」作戦で話したように，錘をうまく利用することは大切ですが，それだけで問題が解決するほど脳卒中リハビリテーションは簡単ではありません．脳卒中患者では，腹部が低緊張となることが多いため，胸部が挙上して腹部の筋が作用しにくくなり，顎が突き出た状態となる結果，テンタクル活動が困難となります．その結果，背部の筋群，すなわちブリッジ活動による代償的な動作となり，図1-③，④を例にみると，肘をついてベッドを押しつける肩関節伸展運動や背筋群が活動します．つまり，ベッド柵の方向に移動（頸部や体幹の屈曲）したくても，背部の筋群が働く（頸部や体幹の伸展）ため，体幹の運動は真逆の方向に作用してしまうのです．

そこで「もちつもたれつ」作戦が登場します．つまり，テンタクル活動を阻害する身体箇所（筋群）があるのであれば，うまく筋が活動する部分を利用して弱

点を克服しよう，ということです．そのキーワードは「**運動連鎖**」です．例えば，背臥位で頭をもち上げる（＝頚部屈曲）と，必ず腹筋も活動します．このつながりを「運動連鎖」といい，身体のつながりを利用して筋活動を引き出し，テンタクル活動ができるように起き上がりの準備することがポイントです．

> **極めに究める Point 3**
> 身体のつながり（「運動連鎖」）を利用して筋活動を引き出し，起き上がり動作の問題を解消する

腹部の低緊張があるのであれば，図6のような方法で腹部の筋活動を高め，そして，「上体を起こす」動作へとつなげていきます（図7）．運動方向に合わせた錘の活用と，運動連鎖による筋活動によって効率的に起き上がることができるようになるのです．

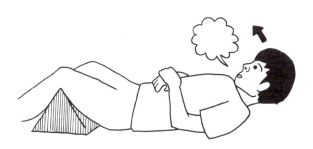

呼気にあわせて頭をもち上げる

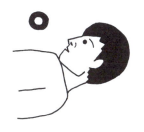

○ 顎をひくようにもち上げる

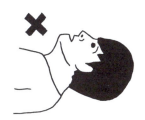

× 顎がつきでた状態

図6 頚部から腹部へのアプローチ

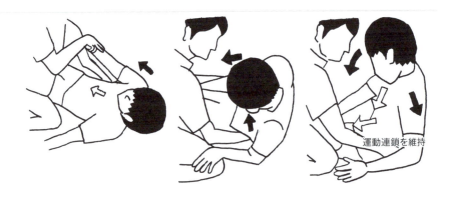

⇐ 運動連鎖の方向　　⇐ 運動方向

| 頭をもち上げながら，上肢帯が後退しないように麻痺側上肢を把持する．可能であればリーチするように肩甲骨の運動を引き出す | 運動連鎖が途切れないよう，顎が上がらないようにする．支点となる肘をつきながら体幹を起こす．体幹は回旋するため，このタイミングで重さを利用するべく，下肢を移動側に振り出す（必要に応じて介助） | 肘から手をつくタイミングでも運動方向は変化するため，錘の位置を調整する（必要に応じて介助） |

図7　運動連鎖を意識した起き上がり方法

COLUMN 8
背臥位がとっても大事

「リビハリ　は　むかずしい」，…パッと読めましたね．もう一度，目を凝らして読んでください．おかしな日本語になっていることにお気づきでしょうか．ヒトは言葉の最初と最後が合っていれば，意外とすんなり文脈が読み取れるようにできています．これは動作においてもある程度当てはまるのです．

起き上がり動作は，臥位から座位に姿勢を変えることを意味しており，起き上がり動作の最初，すなわち臥位の姿勢をしっかりと観察することで，その後の起き上がり方がある程度わかってしまうのです（これ，ほんとです．われわれにとってはアタリマエです）．例えば，脳卒中によって麻痺側の筋肉がゆるんでしまった場合，背臥位では非麻痺側と比べて，麻痺側の肩や骨盤はベッドに沈み込んでいます．また，枕に頭をのせていて

も，顎があがっているような状態（頭部後屈）であれば，負の運動連鎖として胸郭が挙上して，腹部の筋が作用しにくいことが理解いただけるかと思います．このように，起き上がり動作の起点となる背臥位姿勢をしっかりと分析し，「始まり」を整える（治療する）だけでも自ずと結果が変わってくるのです．

極めに究めると こんなことができる！

1. 筋力強化も含め，効率的な起き上がり方法がわかる（「側臥位」経由だけはない）
2. 「錘」を有効活用した起き上がり方法の指導ができる（「目には目を，歯には歯を」作戦）
3. 「運動連鎖」の特性を踏まえた起き上がり方法の指導ができる（「もちつもたれつ」作戦）
4. 「錘」と「筋活動」を引き出すことの重要性がわかる（アワセ技）

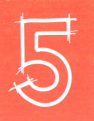

「体幹が弱いから座れない」は間違い

- 極める1　脳卒中患者は，座れないが「立つこと」はできる
- 極める2　人間の体は，座るための仕様になっていない
- 極める3　座るためには骨盤を「垂直」に立てる
- 極める4　麻痺側の体幹・股関節機能を高めなければならない

極める1 ≫ 脳卒中患者は，座れないが「立つこと」はできる

　脳卒中患者にとって「座る」ことは，想像以上に難しい課題であり，立つことはできてもうまく座ることができない患者がいるほどです．①臥位からの一連の動作は，②寝返り・起き上がり➡③座位➡④立位➡⑤移乗・歩行，となりますが，難易度は必ずしも一致しません．では，図1を例にみてみましょう．

> 　まず，患者はなんとか座位保持できていますが，おじぎをするとたちまち前に倒れ込んでしまいます（図1-A, B）．前のめりになってしまう患者をみて，皆さんは「体幹伸筋が弱いから…」と思われるかもしれません．ところが，この患者は前方から介助して立たせてみると，なんと重力にあらがい，自身の体重を支えるだけの体幹伸展が可能なのです（図1-C）．これは，いったいどういうことでしょうか…？

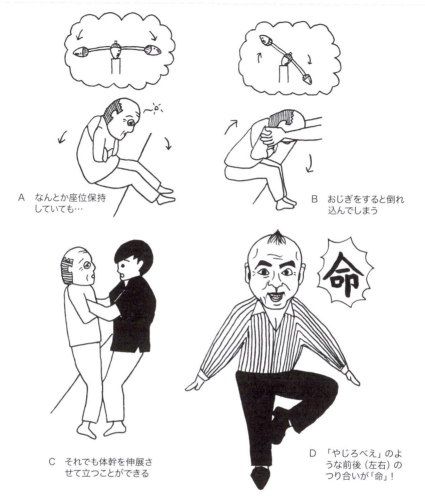

図1 脳卒中患者にみる姿勢保持の「やじろべえ」理論

A なんとか座位保持していても…
B おじぎをすると倒れ込んでしまう
C それでも体幹を伸展させて立つことができる
D 「やじろべえ」のような前後（左右）のつり合いが「命」！

　前述の姿勢に関するロジックは，脳卒中患者が「どのような運動が障害されやすく」，反対に「どんな運動であれば，比較的容易にできるのか…？」にかかわってきます．4章の解説を思い出してみましょう．脳卒中患者は腹部の筋緊張が低くなることが多く，その結果として胸郭が挙上していましたね（つまり，腹部の筋がきちんと作用しない！）．反対に，背部の筋（脊柱を伸展させる筋；脊柱起立筋）は重度の片麻痺患者であっても活動させることができます．

図1-Aでは，腹部の筋が十分に作用せず，背部の筋（だけ）が作用すると後ろに倒れてしまうため，それを防ぐために骨盤を後傾させ（通常より股関節を伸展させ），背中を丸めて（そのぶん，通常より頚部を伸展させて顔をあげて）いるのです．つまり，筋活動による姿勢制御ではなく，「やじろべえ」のように前後の釣り合いがとれる位置に身体をおいているだけなのです．そのため，おじぎをすると（図1-B），「やじろべえ」はバランスをとれずに倒れてしまいます．一方，背部の筋は活動させやすいため，手すりや介助者に掴まれば（引っ張れば），体幹を伸展させて立位をとることができます（図1-C）．

座位で倒れてしまうと，一見「体幹が弱い…」と表現（判断）してしまいがちですが，立位で体幹を伸展保持できるくらい力が入るのです．「体幹が弱いから座れない」のではなく，「どのような機能が不足しているから座れないのか…？」が理解いただけたでしょうか．

COLUMN 9

「体幹」という言葉が，謎を深める

姿勢や動作における胴体部分の問題をひとまとめに「体幹が…」とついつい口にしてしまいますが，理学療法士（PT）・作業療法士（OT）などのリハ専門職は，あえて，**体幹という用語を使わないように意識することが大切**です．われわれは動作を分析するプロですから，「座れるか否か…？」はもとより，「座るための関節運動や筋活動がどうなっているのか…？」を考えなければなりません．

「体幹が弱い」というのは筋力を指しているかもしれませんが，体幹を動かす筋肉は1つではなく，体幹のどの部分が機能していないのかを追及していかなければ，治療すべきターゲットが絞れません．座位で後ろに倒れそうな患者をみたら，「体幹が…」という漠然とした解釈にとどまるのではなく，「**現象**」と「**運動**」を区別する必要があります．例えば，骨盤の前傾は「**現象**」であり，骨盤を前傾させる「**運動**」は腰椎伸展や股関節屈曲です．そして，腰椎を伸展あるいは股関節を屈曲させる作用を「**解剖学的に考えていく**」のです．

目でみた現象を運動学・解剖学的に変換する鍛錬を積むことにより，的確に問題点を見出し，ピンポイントに治療できるようになります．

極める 2 ≫ 人間の体は，座るための仕様になっていない

　脳卒中患者では，腹部と背部の筋がアンバランスに作用することが問題ではあります．しかし（です），そもそも人間の体は座ることに対して不向きなのです．四足歩行の動物ならまだしも，人間は「直立二足歩行なのだから重力に逆らって座り，歩くような身体の構造になっているのでは…？」と思うかもしれません．結論は「ノー」です．そう，

人間は直立二足歩行の仕様になっている

のです．これは，どういうことでしょうか…？　じつは，直立位では骨盤は垂直に「立った」状態になりますが，座位ではどんなに頑張っても70°（20°後方に傾いた状態）にしかならないのです（図2）[1]．また，座位姿勢では「**坐骨結節**」で体重を支えますが，この坐骨結節のつくりも見逃せません．坐骨結節は非常に狭い支持面積ですが，平らで安定したものではなく，丸い構造になっています．つまり，座位姿勢の骨盤の角度や坐骨結節の形状から，骨盤は容易に後方に傾いてしまう傾向があります（図3）．そのため，私たちが座るためには，骨盤を前傾させる運動，つまり「腰椎を前弯させる作用」が欠かせませんし，後方に倒れないようにするための「股関節屈筋（大腰筋）」も重要な役割を担っています．

> **極めに究める Point 1**
> 座位姿勢には，「腰椎前弯」と，後方傾斜を防ぐ「股関節屈筋（大腰筋）」が不可欠

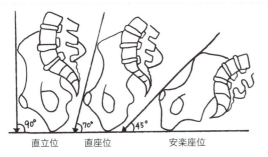
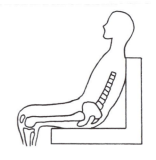

図2　座位姿勢における骨盤傾斜［文献1）より］

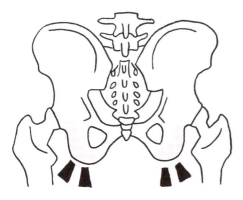

図3　座位姿勢は坐骨結節という非常に狭い支持面積で体重を支えている

　さて，骨盤の前傾には腰椎の運動が鍵になりますが，脊柱には頚椎や胸椎も含まれます．3章でも述べましたが，姿勢を保持するためには身体の配置を適切に調整する必要があり，脊椎に関してもその原理は同じです．つまり，脊柱の各部位が個別に（分離あるいは分節的な）運動することが不可欠なのです．ところが，脳卒中患者は上肢や下肢の各関節が個々に動くことが苦手になり，ひとまとめに屈曲あるいは伸展する「屈曲パターン」「伸展パターン」を呈しやすくなります．脊柱も同様であり，腰椎だけを前弯することは難しい場合が多く，背部の筋が作用しやすいといってもそれは脊柱全体を伸展させることができる，ということを意味しています（図1-C参照）．座位を保つためには，脊柱全体を伸展させる（＝後方に倒れてしまう）のではなく，必要な部位が適切に働く必要があります．

　次に極める3では，構造的な不利に加え，運動麻痺などの機能障害がある脳卒中患者に対して，腰椎前弯や股関節屈曲を補償するためには「どのような治療法があるのか…？」を考えていきたいと思います．

極める3 ≫ 座るためには骨盤を「垂直」に立てる

　脳卒中患者がうまく座位をとるためのポイントはもうおわかりいただけましたね．ここで座位に対する治療法を紹介する前に，（座位に限らず）治療の共通事項を話したいと思います．

　皆さんは適切な筋活動，関節運動を引き出すために大切なことをご存知でしょうか．それは，まず姿勢を保つためのキー（鍵）となる部位の**アライメント（相対的な位置関係）**をしっかりとつくることです．図1-Aの座位姿勢では骨盤が後傾しており，この状態で腰椎を前弯させれば，当然ながら後方へ倒れてしまいます．図1-Aであれば，まず骨盤が垂直になるようにしなければ，本来の腰椎前弯がむしろ姿勢を崩す原因にさえなるのです．「どの関節」「どの運動」を「どの順番」で修正するのかを理解しなければなりませんし，あるいは「アライメントが崩れたまま姿勢保持をする」ように要求すれば，本来の筋活動は生じず，余計な力みや代償運動を招くことをまずは踏まえる必要があります．

　ここで本題に戻りましょう．「脳卒中患者の座位をどう改善させるのか…？」，それは意外とシンプルなロジックです．腹部・背部の筋活動がアンバランス，かつ骨盤の構造的問題を解消するためには，まず「骨盤の位置を修正」することです．そのためには，骨盤が前傾しやすいようにお尻の下にクッションを入れてみましょう（図4）[1]．骨盤が前傾（垂直位）されて土台をしっかり安定させることによって，その上にある頭部や胴体は適切な位置で必要な筋活動が生じます．解剖学，運動学をしっかりと理解していれば，治療はピンポイントかつシンプルにすることができるのです．

極めに究める Point 2

脳卒中患者の座位改善の鍵は，「骨盤位置の修正」にあり（尻の下にウェッジを入れる）

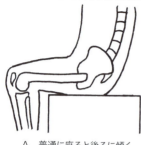 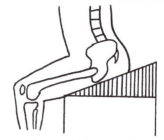

A　普通に座ると後ろに傾く　　B　お尻の下にウェッジを入れている（タオルやクッションでもよい）．ウェッジもしくはクッションの利用で骨盤前傾が容易に行えるようになり，大腰筋が働きやすくなり，脊柱伸展も促される

図4　骨盤の位置を修正させる方法（ロジック）[文献1] より]

極める4 ≫ 麻痺側の体幹・股関節機能を高めなければならない

極める3 で示したちょっとした工夫だけでも座位保持はかなり改善します…が，じっと座る（静的座位）だけではなく，リーチ動作や立ち上がり動作の前段階としても動的座位能力は日常生活を送るうえで不可欠です．そのためには，麻痺によって低緊張になった腹部や股関節の機能を高めなければなりません．最後にその方法を論じて，本章を終わりにしたいと思います．

❶ 反力を伝える

その方法の1つは，座面を高くして骨盤を垂直にしつつ，長下肢装具を装着して股関節に荷重する（反力を伝える）ことです（図5）．もちろん，通常の座位でも足部を接地していますが，足が床につかないような座面の高いイスでも座位保持は可能です．つまり，静的な座位では骨盤や脊柱を安定させるための筋活動が主体であり，足部からの反力（それにともなう抗重力活動）はあまり貢献していません．そこで，股関節・体幹部の機能低下を補うために，装具を使って足部からの反力も利用し，その機能を高めようというものです．

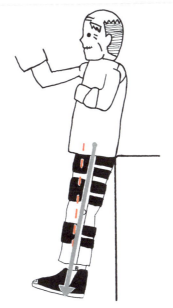

図5　動的座位の方法（ロジック）「反力を伝える」
①座面を高くして骨盤を垂直にする，②長下肢装具をつけて股関節に荷重をかける（反力を伝える），③点線のように，装具（反力の方向）が前方にズレないように注意する

❷ 傾斜台を利用する

　もう1つは，ティルトテーブル（傾斜台）を利用した方法です（図6)[2]．この課題は座面を麻痺側に傾斜させることで麻痺側殿部に荷重がかかり，骨盤が余計に後傾しやすくなる状況をつくることにあります．つまり，麻痺側に負荷をかけて骨盤前傾位を保つ作用を強め，麻痺側に姿勢が崩れないよう（非麻痺側方向に姿勢を戻す）麻痺側の体幹や股関節機能を高めるのです．

　動的座位は支持基底面内に重心を落とし続けるために体幹や股関節での制御がより求められ，そして起立や移乗へとつなげるための重要な要素です．ところが，脳卒中患者は腹部や股関節の低緊張によって座位では股関節が外旋し，立ち上がろうとしても麻痺側下肢の支持機能は高まってきません．そのため，さまざまな方法を駆使して可能な限り麻痺側の筋出力を高め，そのうえで動的座位練習，起立練習へと進めることが大切です．

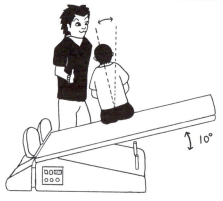

患者の能力に応じて，傾斜角度や階数は減らしてもOK

図6 動的座位の方法（ロジック）「傾斜台を利用する」[文献2]より．
①麻痺側を下にして10°座面を傾ける，②麻痺側から非麻痺側へ側方に移動し，③麻痺側に戻る運動（60回が目安）

COLUMN 10

高次脳機能障害と動作．「半側空間無視」と「プッシャー現象」

高次脳機能障害は，言語や記憶，思考，空間認知などの知的認知機能の障害を指します．そのなかでも「半側空間無視」と「プッシャー現象」は，特に姿勢・動作に影響しやすいものといえます．

半側空間無視は目でみた一側半分が認識できず（多くは左側），よくあるたとえは「配膳された食事の左側半分に気づかない」というものです．似て非なる病態には半盲がありますが，半盲は視野の一部が欠損したものであり，欠損していることを認識できるため，視野欠損の方向に意識して目を向けて見落とさないための代償が可能です．半側空間無視は脳が空間を認識できない（視野欠損はない）状態であり，「左をみて！」といっても左側に気づけないことが多いのです．

この症状が重度の患者では（例えば，左半側空間無視なら）頚部や体幹が右に回旋してしまうほどです．

プッシャー現象は，非麻痺側上下肢で座面や床面を強く押し，麻痺側に倒れてしまう症状です．やっかいなのは，患者自身が押していることに無自覚であること，そして姿勢を修正しようと介助をすると著しく抵抗して押し返してくることです．これらの病態に対しては，運動麻痺などの機能障害への治療とは別に，認知面に対する個別のアプローチを検討しなければなりません．すべての患者に効果があるわけではありませんが，半側空間無視は**プリズム眼鏡**（図7）[3]，プッシャー現象には腹臥位（うつ伏せ）（図8）[4]になることの有効性が示されています．

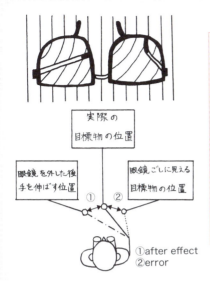

①眼鏡をかけると右側にずれてみえる

②右にずれてみている目標物に50回くらいリーチする

③みているものが実際はもっと左側にあるため、徐々に左方向へリーチするようになる（目でみた情報よりも運動の情報を左にシフトさせる）

④何度かくり返すと正確に目標物へリーチできるようになる【プリズム順応】

⑤眼鏡を外すと実際よりも左側にリーチできる（みえない左空間へ、より注意・運動できるようになる）
【after effect】

図7　半側空間無視へのプリズム眼鏡の使い方

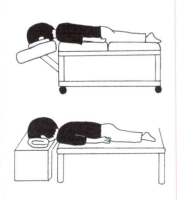

①治療ベッドの頭部部分に穴があいたものを使用（なければ、左図のように段差を利用）。窒息や嘔吐に十分注意!!

②頸部が軽度屈曲位になるようにして腹臥位になり、リラックスするように指示する（10分程度）。力が抜けなければ、体幹や四肢を軽く揺する

③脱力できたら、無意識に力が入っていた状態と脱力している状態の違いを伝える
　例：「今、力が抜けている状態です。さっきまで力が入っていたことがわかるようになりましたか？」

④座位でプッシャー現象が再び出現したら、力が入ったことを説明する
　例：「今はまた力が入った状態がわかりますね？先ほどの脱力した状態のようにリラックスしましょう」

⑤腹臥位に誘導する際、麻痺側肩関節の保護が極めて重要！

図8　プッシャー現象への腹臥位療法

極めに究めるとこんなことができる!

1. 脳卒中患者の運動の特徴を含め,「座位保持ができない理由」がわかる(やじろべえ理論)
2. 骨盤構造と座位の関係(腰椎前弯・股関節屈曲)が瞭然となる
3. 脳卒中患者の座位改善のコツは「骨盤位置の修正だ」と即答できる
4. 「現象」と「運動」を区別し,運動学的・解剖学的に姿勢分析できる
5. 麻痺側の機能を高める座位練習の方法がわかる

● 文献

1) 吉尾雅春: セラピストのための解剖学 – 根本から治療に携わるために必要な知識 (Feb-Mar Special 解剖の真実:セラピストの治療を変える解剖学). Sportsmedicine 25 (2), 4-16, 25-6, 2013-02.
2) Fujino Y, Amimoto K, et al: Does training sitting balance on a platform tilted 10° to the weak side improve trunk control in the acute phase after stroke? A randomized, controlled trial. Topics in Stroke Rehabilitation. 2016 Feb;23 (1): 43-9.
3) Rossetti Y, Rode G, et al: Prism adaptation to a rightward optical deviation rehabilitates left hemispatial neglect. Nature. 1998 Sep 10;395 (6698): 166-9.
4) Fujino Y, Amimoto K, et al: Prone Positioning Reduces Severe Pushing Behavior: Three case studies. J Phys Ther Sci. 2016 Sep;28 (9): 2690-3.

CHAPTER 6 なにがなんでも麻痺側下肢に荷重をかけるべきということではない

- 極める1　麻痺側下肢に荷重する意義を考える（が，しかし…）
- 極める2　麻痺側下肢への荷重のカギは「非麻痺側」である
- 極める3　荷重できるかどうかは非麻痺側のアソコをみる
- 極める4　うまく歩くためには装具を使い，たくさん歩け

極める1 » 麻痺側下肢に荷重する意義を考える（が，しかし…）

　脳卒中患者のリハビリテーションでは，早期からの「起立・歩行練習」が大切です．「立つ・歩く」ことは，当然ながら下肢の機能がとても重要であり，運動麻痺や感覚障害などの影響を受けます．そしてもう1つ，見逃せないもの，それは，**麻痺側下肢への荷重**です．

　片麻痺という運動障害の本質的な病態は，「左右の非対称性」といえます．麻痺側にしっかりと体重をかけられるということは，それだけ麻痺している下肢を使えるということです．極端なたとえで考えてみましょう．片足ケンケンで移動する場合と，両足で歩く場合とでは，どちらが安全に疲れずに移動できるでしょうか…？　答える必要がないほど明らかなことですね．最近の研究でも，脳卒中患者が麻痺側下肢へ荷重ができるほど，最大歩行速度（速く歩ける能力）が速く[1]，歩行自立者が多い[2]ことなどがわかっています．そのため，脳卒中患者の

起立や歩行では，荷重量や荷重率（左右の荷重割合）が注目されるわけです．

このような理由から，脳卒中リハビリテーションでは

> **いかに麻痺側下肢に荷重をするか…？**

に焦点があてられ，「麻痺側へ荷重できているか否か…？」がリハ専門職の腕前をみる１つのバロメーターにされることがあるほどです．がしかし（です），これは誤った先入観であり，「なにがなんでも麻痺側下肢に荷重をかけるべき」ということではありません．では極める2で，その理由について考えていきましょう．

極める2 ≫ 麻痺側下肢への荷重のカギは「非麻痺側」である

かつて運動麻痺は回復しないと考えられていましたが，いまや，脳がダメージを受けても早期から適切なリハビリテーションをすれば，運動麻痺が回復する可能性がある（脳の可塑性）ことが知られています．そして，いわずもがな運動麻痺を改善させるためには，麻痺のある手足をどんどん使うことが不可欠です．この流れは，ネズミを対象とした研究[3]やヒトを対象とした治療成果[4]から証明されていることであり，麻痺側を使用することの重要性は紛れもない事実です．

ところで皆さんは，

- 「麻痺側の下肢（上肢）を全然使ってないね」
- 「非麻痺側優位の動作になっているよ」
- 「もっと麻痺側下肢に荷重する練習をしないといけないね」

という会話を一度は耳にしたことがあるかもしれません．

ここで本題です．この会話をしているリハ専門職は，麻痺側上下肢の不使用や

非対称性が問題であることは理解しているようですが，麻痺側下肢に荷重できるかどうかの「分析・説明」が欠如しています．

- 「麻痺のある下肢に体重をかけるための条件は…？」
- 「どのくらいなら麻痺側に荷重ができるのか…？」

をしっかりと解釈せず，無条件に麻痺側に荷重をさせれば，たちまち患者は倒れてしまいます．では，麻痺側に荷重をかけるための必須条件は何でしょうか…？それは，

非麻痺側のバランス機能です．
「えっ！　非麻痺側 !?」
そうなんです．

骨折をした患者が部分荷重をすることを考えてみましょう（図1）．骨折肢への荷重量を調節するのは，骨折している下肢ではなく，骨折をしていない側の下肢です．脳卒中患者もこれとまったく同じです．ところが（です），皆さんが骨折をした場合，骨折をしていない側の下肢でバランスをとり，立って歩くことができると思いますが，片麻痺患者はそうはいきません（多くの患者は実際に麻痺側に崩れてしまいます）．すなわち，**非麻痺側でバランスを保つことができない状態では，到底，麻痺側へ荷重することはできません**．そのため，（特に急性期では）非麻痺側優位でバランスをとり，動作を獲得していくことが第一段階になります．それは，麻痺側荷重に向けた準備となるからです．

別の視点も考えてみましょう．麻痺側下肢は，当然のことですが体重を支える力が弱くなります．例えば，非麻痺側と麻痺側が「7：3」の割合でしか麻痺側下肢が体重を支えられない場合，それでも麻痺側へどんどん荷重をかけるべきでしょうか．それでは単に患者の恐怖や不安をあおることになりますし，（しかるべき治療をせずに）不用意に麻痺側へ荷重をかければ，他の身体部位に力みが生じ，余計な代償的戦略を学習することにもつながってしまいます．これは，スキー初心者がいきなり急斜面を滑ろうとしても，恐怖心から体をこわばらせてバランスをとれないのと似ています．大切なことは，麻痺側が7：3の「3」である

ならば，麻痺側荷重が許容される荷重量の「3」を見極め，使える機能を最大限引き出すことです．

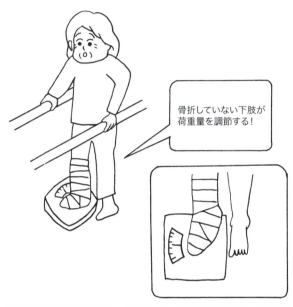

図1　骨折肢への荷重量を調節するのは，骨折している下肢ではなく，骨折をしていない側の下肢

極める3 ≫ 荷重できるかどうかは非麻痺側のアソコをみる

　これまでの話から，非麻痺側が荷重をかける際のポイントであることはおわかりいただけましたね．では，**①麻痺側下肢の機能に見合った荷重をするための，②非麻痺側の役割について，③歩行時の股関節運動**を例に説明します．

　歩行では，下肢を振り出す際にもう一方の下肢でバランスをとらなければなりません．このとき，正常歩行ではもう一方の下肢（支持脚）の股関節は「内転」しますが，片麻痺患者に代表的な**分回し歩行**では股関節が「外転」します（図2）．

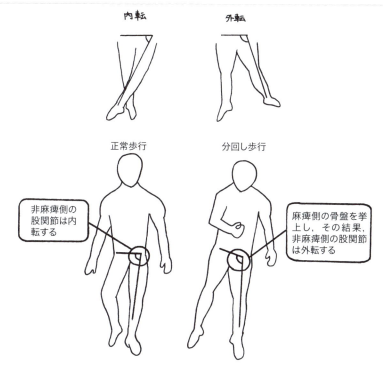

図2 歩行で下肢を振り出すときの股関節の仕組み（「正常歩行」と「分回し歩行」）

　片麻痺患者は麻痺側上下肢が麻痺側に崩れて落ちてしまうことを防ぐため，非麻痺側股関節を外転（麻痺側の骨盤を挙上）して，何とか非麻痺側に身体を引き寄せているのがわかると思います．つまり，非麻痺側股関節を外転させる運動戦略のまま（股関節内転での制御ができないまま），麻痺側に荷重をかければ，麻痺側に倒れ込んでしまうのです．

　一方，脳卒中患者は，非麻痺側股関節を外転し，麻痺側の骨盤を挙上できる図2のような患者だけではありません．重度の運動麻痺によって麻痺側の重みに耐えられず，麻痺側の骨盤が下制したり，膝くずれしてしまうことは珍しくありません（図3）．当然，このような状況ではそもそも麻痺側へ荷重することは困難です．

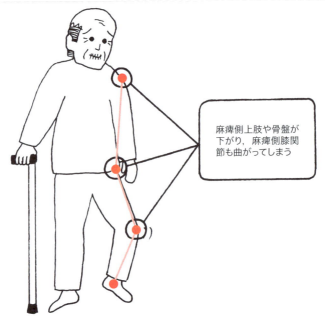

図3 歩行で下肢を振り出すときの股関節の仕組み（重度の運動麻痺の場合）

　つまり，前述の①②③をするためには，**非麻痺側のアソコ（＝股関節）**をみる必要があるのです．
　では，このような問題がある脳卒中患者に対して，どのように治療を進めていくのか，極める4でみていきましょう．

> **極める4** ≫ うまく歩くためには装具を使い，たくさん歩け

　脳卒中患者は，運動麻痺によって麻痺側に倒れやすくなるため，図2，3のような姿勢になります．この状態で麻痺側下肢に荷重する方法は，ズバリ"装具"です．装具は長下肢装具や短下肢装具など，さまざまな種類がありますが，「立位や歩行で股関節（＋膝関節）が曲がってしまう」「歩行時に股関節伸展運動ができない（図4）」ということであれば，原則として，長下肢装具をオススメします．

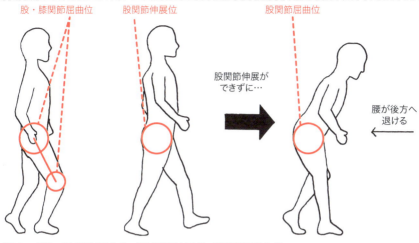

図4 「股・膝関節屈曲位」「股関節伸展位」「股関節屈曲位」

さて,ここで装具療法の目的ですが,

> ❶ 物理的な安定性を担保する
> ❷ 姿勢の崩れを抑え,適切なアライメントにする
> ❸ 立位・歩行練習ができる
> ❹ 床反力を伝える(魔法の杖現象)

などです.つまり,❶麻痺側が装具によって固定されることにより荷重量を増やすことができ,❷非麻痺側での代償や麻痺側への姿勢の崩れが補正され,非麻痺側股関節(もちろんその他も)が本来の運動・姿勢制御をすることができるようになるのです.さらに装具を使うことで,❸運動麻痺があっても早期から立位・歩行練習を開始することができ,麻痺側下肢を使用したバランス戦略や動作を学習していけるのです.そして最も重要な点は,装具を使うことによって,❹床反力を身体に伝えられる(「**魔法の杖現象**」)ことです.

「床反力…???」,とてもムズカしい言葉が登場しましたが,魔法の杖現象で説明します.皆さんは杖をつくと,地面が"硬い"ことを感知することができます.あるいは,ぬかるんだところであれば地面が"柔らかい"ことにも気づくでしょ

第6章 なにがなんでも麻痺側下肢に荷重をかけるべきということではない

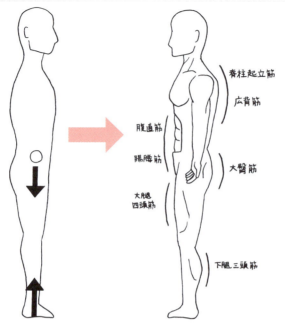

①床からの反力　　　　②床からの反力を受けて，抗重力筋が活動する！

図5　「床反力」（魔法の杖現象）
杖をつくと，もち手で床の硬さがわかる．がしかし，紐だと地面を突いてもわからない．すなわち「装具なしの立位＝麻痺側下肢が"紐（柔らかい）"」「装具ありの立位＝麻痺側下肢が"杖（硬い）"」となる

う．おやおや，杖には感覚神経が通っていないのに，なぜ地面の硬さがわかるのでしょうか．その答えは，**杖が硬いから**です．例えば，杖でなく，紐（ひも）で床をさわってみてください．紐は柔らかいため，地面の感触が紐をもつ手に伝えられません．物体に触れれば，その物体から力が返ってきます（反力）が，それを感じ取るためには反力を伝えるものが硬くなければならないのです（図5-①）．

片麻痺患者では，麻痺した側の足部が床にしっかりとつけない（内反尖足など），膝が曲がってしまう，ということがよく観察されます．つまり，床からの反力を「足部・膝関節・股関節・体幹」へと上手く伝えられず，麻痺側下肢は"紐"と同じ状況になっているのです．そこで装具を使うことで麻痺側下肢は，反力を股関節・体幹へと伝えることができ，反力に抗うための筋活動（抗重力活動）（図5-②）も生じるというわけです．2章で話したように，重度の運動麻痺であっても姿勢を補正してしっかりと反力を伝えれば，下肢近位筋（股関節）や体幹部の抗重力筋は働いてくれます．

　例えば，スキーを上達させるためには

- 急斜面で体をこわばらせて滑るのではなく（単に荷重するのではなく）
- 適切な難易度で（適切な装具の使用・荷重量で）
- なめらかに滑り（非麻痺側での代償や余計な力みを抑え）
- 技術を向上させる（麻痺側の支持性やバランス機能を改善させる）

ことが肝要です．
　そして，スキーを上達させるためには「スキーの練習をする」ことが1番です．がむしゃらに体重をかけるのではなく，適切な方法で適切な関節運動・筋活動を引き出しつつ，立位・歩行練習を反復しなければなりません．そのために，脳卒中リハビリテーションでは装具療法は不可欠です．装具を活用して早期から麻痺側下肢機能やバランス機能を高め，その後に長下肢装具を短く（カットダウン），実用的なものにしていくとよいでしょう．

> **極めに究める Point 1**
> 片麻痺患者では，麻痺側下肢は"紐"状態．装具を用いて「床反力」を養い，筋活動（抗重力活動）を生じせしめる

第6章　なにがなんでも麻痺側下肢に荷重をかけるべきということではない

最後に「床反力」への抗重力活動が片麻痺患者のリハビリテーションでいかに重要か，という事例を紹介して，本章をしめくくりたいと思います．

立位で麻痺側の膝が曲がってしまうのは「麻痺が原因」ではない（事例）

脳卒中リハの現場で，「片麻痺患者の立位で，麻痺側の膝が曲がってしまう…」と感じたことがあると思います．そしてこの原因は，"運動麻痺の影響"あるいは"麻痺による支持性低下"と考えることも多いのではないでしょうか．私も経験の浅い頃は，この麻痺側下肢が屈曲していることは，麻痺があるから仕方ない…と考え，「膝を伸ばしてください！」のようなアドバイスをしていました．

ところが，下肢のBrunnstrom Recovery Stage (BRS) がステージ3でも，4でも，あるいは5であっても，やはり膝が曲がってしまうのです．BRS3以上であれば，股関節や膝関節を伸展させることが可能なはずなのに…．なぜでしょう．じつは，麻痺側下肢が曲がってしまう原因は「麻痺」ではなかったのです（現に「膝を伸ばしてください」といえば，患者は伸ばせるのですから…）．

では，何が原因かというと，ここでも「床反力」が登場します．そもそも，立位や歩行は「どこの関節を」「どう動かし」「どの筋に力を入れるのか…？」といった具合に動作の際いちいち考えてはいません．身体に重力や反力がかかることに対して"無意識に"抗重力活動が生じているのです．つまり，"意識して"膝を伸ばしても，それは意識しているときだけの反応であり，例えば，杖を出すことに意識が向けば，たちまち膝は曲がってしまうわけです．そのため，"無意識に"身体を支え続ける抗重力活動を引き出さなければ，本当の意味で安楽で自由度の高い動作にはならないのです．

立位であれば，足底をしっかりと接地し，股関節・膝関節を伸展位に保てるよう，装具の使用や介助によって適切な姿勢をつくり，適切な筋活動が生じるようにする必要があります．もう1つ大切なことは，立位になるためには臥位から座位，座位から起立という流れがあり，**立位での抗重力**

活動だけを切り取るのではなく，その流れのなかで抗重力活動を持続させる（途切れさせない）ことです．当然ですが，座位であれ，立ち上がりであれ，それぞれの姿勢動作で重力に抗った筋活動がともなっており，座位や起立での抗重力活動が不十分であれば，立位にはつながらないのです．

患者が倒れないように支え，体幹部や麻痺側股関節・膝関節を介助し…となると，1人では手が足りません．手をかけるべきところに手をかけられるよう積極的に装具を使い，無意識に持続した姿勢保持ができるよう，一連の動作で途切れのない抗重力活動を促すことが重要です．

COLUMN 11

ヒトは環境に支配されている！？

皆さんの身の回りにはいろいろな道具があり，生活する環境は人それぞれです．そして，私たちは道具を自らの意思で使いこなし，環境に適応していると考えているのではないでしょうか．しかし，なんと私たちの行動は環境に支配されていたのです…．

どういう意味でしょうか…？ 図6をみてみましょう．そうです，ドアを開けるのは「私自身」であっても，皆さん

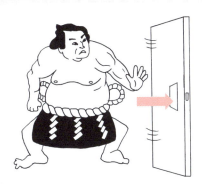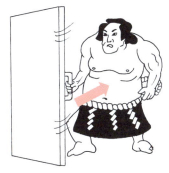

図6　ドアの構造（環境）によってドアの開け方（行動）も変わる（「押す」（左）と「引く」（右））

はすでにドアの構造（環境）によってドアの開け方（行動）を規定されているのです．このように環境が行動を促進したり，抑制したりする性質を**アフォーダンス (affordance)** といいます．そして，アフォーダンスはリハビリテーションでもヒントを与えてくれる大切な概念なのです．

例えば，20 cm 幅の白線の上を歩くことはたやすくても，10 m の高さの平均台のうえで上手に歩くことはできるでしょうか（図7）．特に脳卒中患者は「思いどおりに動かない」「バランスがとれない」などの状態のなかで座位や立位をとらなければなりません（そのため，

ただ座っているだけでも「恐怖」を訴える

患者がいるほどです）．つまり，身体機能とは別に，「恐怖心」や「不安感」などの心理面の要素が立位・歩行などのパフォーマンスに大いに影響します．アフォーダンスの観点から，手すりや壁などリハビリテーションで利用する日常的な道具をうまく調整し，最大限のパフォーマンスを発揮できる環境づくりをすることは極めて重要です．

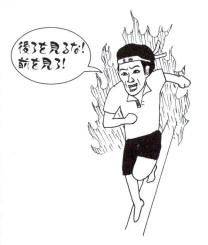
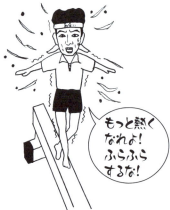

白線の上はスタスタ歩ける　　10 m の平均台の上ではゆっくり歩く

図7 白線と平均台が同じ幅でも，環境や心情により「パフォーマンス」は変わる（熱くなれ！）

極めに究めると こんなことができる！

1. 麻痺側下肢へ荷重する理由とその方法論が身につく
2. 麻痺側への荷重の鍵となる「非麻痺側のみかた」がわかる
3. 装具療法の重要性が理解できるばかりか，「床反力」をリハに応用できる
4. アフォーダンスを意識した適切なリハ環境を提供できる

● 文献

1) 丹羽義明，半田一登，他: 脳卒中片麻痺患者の最大歩行速度に影響を与える因子の検討―患側立ち直り開始時間との関係―. 理学療法学 12 巻 (1997) 2 号 p. 63-7.
2) 糸谷圭介，永井厚志，他: 片麻痺患者における歩行自立度と下肢荷重率の関係. 総合リハビリテーション 43 (4), 359-62, 2015-04.
3) Nudo RJ, Wise BM, et al: Neural substrates for the effects of rehabilitative training on motor recovery after ischemic infarct. Science. 1996 Jun 21；272 (5269)：1791-4.
4) Langhorne P, Coupar F, et al: Motor recovery after stroke：a systematic review. Lancet Neurol. 2009 Aug；8 (8)：741-54.

CHAPTER 7 千本ノックは必要か？
——量より質？ 質より量？

極める1　ガイドラインは「絶対」ではない
極める2　身体に叩き込む
　　　　——量をこなし，「体が覚えてらっ」とさせる
極める3　専門職としての真価は，オーダーメイド治療にあり
極める4　重力環境に身を置かねば「本末転倒」

極める1 ≫ ガイドラインは「絶対」ではない

　理学療法や作業療法は医療行為であり，できるだけ治療内容が同質なものでなければなりません．患者がいつでも，どこでも，同じように医療が受けられるために，**ガイドライン**が大きな役割を担っています．ガイドラインは「診療指針」「標準治療」という意味であり，病気やけがをした人に対するこれまでの治療結果や，学会での研究を踏まえてつくられた「診療の目安」です．

　脳卒中に関するガイドラインでは，『脳卒中治療ガイドライン2015[追補2017対応]』があり，リハビリテーションについては表1の内容が含まれています[1]．本ガイドラインの推奨グレードはA~Dがあり（表2），推奨グレードの高いキーワードの1つは「訓練量と頻度を増やす」ことといえます．科学的な検証結果に基づけば，練習の「強さ・量・頻度」を増やすことで，運動麻痺や動作

表1 主な障害・問題に対するリハビリテーション（推奨）[文献1] 脳卒中治療ガイドライン2015（追補2017対応）p290, 292, 296より一部抜粋]

運動障害・ADLに対するリハビリテーション	発症後早期の患者では，より効果的な能力低下の回復を促すために訓練量や頻度を増やすことが強く勧められる（グレードA）
	下肢機能，日常生活動作（ADL）に関しては，課題を繰り返す課題反復訓練が勧められる（グレードB）
歩行障害に対するリハビリテーション	歩行や歩行に関連する下肢訓練量を多くすることは，歩行能力の改善のために強く勧められる（グレードA）
上肢機能障害に対するリハビリテーション	麻痺が軽度の患者に対しては，適応を選べば，非麻痺側上肢を抑制し，生活の中で麻痺側上肢を強制使用させる治療法が強く勧められる（グレードA）
	麻痺が軽度から中等度の患者に対して特定の動作の反復を伴った訓練を行うことが勧められる（グレードB）

表2 推奨グレード [文献1] 脳卒中治療ガイドライン2015（追補2017対応）iv「脳卒中のrecommendation gradeに関する本委員会の分類（2015）」より]

推奨のグレード Grade of recommendations	内容 Type of recommendations
A	行うよう強く勧められる（1つ以上のレベル1の結果）
B	行うよう勧められる（1つ以上のレベル2の結果）
C1	行うことを考慮しても良いが，十分な科学的根拠がない
C2	科学的根拠がないので，勧められない
D	行わないよう勧められる

なお，エビデンスレベル，推奨のグレードの決定にあたって人種差，民族差の存在は考慮していない

能力，自宅退院率，ADLや心理的側面（うつなど）に対してよい効果が得られます．

ところが，1つの練習は万能ではありません．運動麻痺に対する治療など，1つの練習はその特定の側面・機能に対して好影響がでますが，裏を返せば，1つの練習に焦点を当てすぎれば，ほかの克服すべき課題に対する練習時間や回復のチャンスを犠牲にする，ともいえます．極論すれば，ADLや生活の質（QOL）を改善しない偏った練習は，有害にもなりうるのです．

ガイドラインに記載されていることは，「例外なくすべての患者に最善のものである」という誤解があることも事実です．ガイドラインはあくまで「標準」を示すものであり，「どんな患者にも画一的な治療をすべき」というものではあり

ません．ガイドラインに記載された内容をすべて鵜呑みにするのではなく，患者の治療時期・回復段階に沿って，ADLやQOLの向上に最も大切な要素を見抜き，推奨される練習プログラムの適応を検討することが大切です．

極める2 ≫ 身体に叩き込む
──量をこなし，「体が覚えてらっ」とさせる

　ガイドラインは絶対ではないと話しましたが，それでも軽視してはいけません．「あれ，矛盾しているじゃないか」と思われるかもしれませんが，練習量が多いほどリハビリテーションの効果が上向くことは，確かな事実です．また，非科学的なたとえですが，反復練習には，野球でいえば「バッティングフォームを身につける」(動作を習熟させる)，といった意味合いもあります．そのため，たくさんの練習ができる患者には，当然それなりの練習量を確保しなければいけません．まさしくあの有名なバスケの漫画のひと言，「体が覚えてらっ」のエピソードを出して，患者にやる気をもってもらうのも一案かもしれません．
　また，「体力がないからたくさんの量はできない…」ではなく，「たくさんの量をこなせる(こなしていける)」ように練習プログラムを計画する必要があります．

　実際の練習量としては，【起立練習であれば1日300回，歩行練習は1日に2 km】と設定している病院もあります．「80歳で片麻痺がある脳卒中患者にそんな練習できるの…？」と思うかもしれませんが，これは1日の合計で考えています．毎食前後，10時，3時といった具合に「少量・高密度」に練習へ取り組むことで，高齢者であっても練習量を増やしていくことが可能です．
　しかし，リハビリテーションの現場は時間もマンパワーも限られています．そのため，リハ専門職がしっかりと運動方法(座面の高さ・手すりの使用・足部の位置など)や練習量を指導し，定期的なチェックをしつつ，安全面に十分配慮して自主練習を導入していきます．また，患者だけでなく，家族や看護師などにリハビリテーションへ参加してもらうと，練習量の増加が一層現実的になります．そして，

> **極めに究める Point 1**
>
> 前向きに反復練習を継続するためには，
> - 練習の「成果」を患者に「実感」してもらう（伝える）こと
> - 患者の状態に応じた「課題」の難易度を「設定」すること

が極めて重要となります．努力しても結果がみえなければ意欲は続きませんし，難しすぎる課題を突きつけられれば，誰でも嫌気がさします．リハビリテーションの時間以外で練習量を担保していくことで，リハ専門職が直接治療すべきことに時間を割くこともできるようになるのです．練習量を増やすための「コーディネイト」と，リハビリテーションに取り組む「動機づけ」「課題設定」は，われわれにとって腕の見せ所といえるでしょう．

COLUMN 12
一方通行の運動指導は継続しない

私が理学療法士になった当時は，早期リハビリテーションが定着し始めた時期であり，「早期介入」「早期離床」のトレンドにまっしぐらでした．起立練習や長下肢装具を用いた歩行練習を"ガンガン"行い，看護師や患者・家族にも介助方法を指導し，自主練習メニューも作成しました．重度の機能障害がある患者でも，たくさんの練習量は嘘をつかず，積極的な早期リハビリテーションを導入する以前と比べ，動作能力が格段に改善することを目の当たりにし，あの頃の私は確かな実感を得ました．

当時勤めていた急性期病院は，現在の回復期病棟と同様な役割を担っていたこともあり，発症から約4カ月のあいだは理学療法に携わることができ，その頃担当していた重度の運動麻痺がある患者は屋外歩行や階段昇降動作を獲得し，無事に自宅退院となりました．ところが（です），退院後の定期受診のたびに挨拶に来てくれる患者の運動機能は，時間とともに明らかに悪化していったのです．つまり「いわれたからやった」という受け身目線の練習は結局長続きせず，またリハビリテーションの内容も実生活に即したものではなかったのです．

集中的な練習によってもたらされた効

果（回復機能）は，獲得したその機能を使い続け，ADLで実践し続けなければ持続できません．長期的な効果を求めるためには，「**患者の行動・生活・環境**」を変容させる視点をもたなければならなかったのです．患者が率先して「自ら取り組む」という状況をつくるには，患者本人の意思が不可欠です．そのためにリハ専門職には「**自己効力感（セルフエフィカシー）**」や「**自尊感情（セルフエスティーム）**」といった心理面に対するアプローチも求められるといえます（図1）

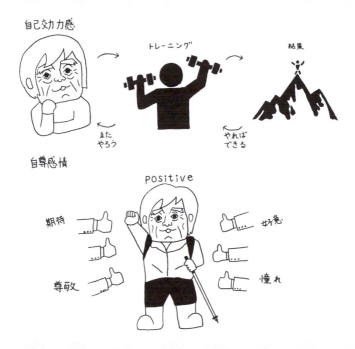

図1　自己効力感（セルフエフィカシー）と自尊感情（セルフエスティーム）
自己効力感とは「やる気」，自尊感情とは，「自己重要感」（みんなから大切にされている），「自己有能感」（みんなから能力が認められている），「自己好感」（みんなから好かれている）などの実感を抱くことで，Positiveになれること

> **極める3** 専門職としての真価は，
> オーダーメイド治療にあり

　「練習量が大切」ということは理解いただけたと思いますが，単に「多ければよい」わけではありません．やみくもに回数をこなすだけでよいならば，PT・OTなどのリハ専門職は不要でしょう．ここで私が強く主張したいことは，われわれは病気やけががある患者に対する運動療法のプロである（べき）ということです．プロであるからには，動かない手足を動かせるようにしなければなりませんし，麻痺のある手足で動作や作業を獲得する戦略をもち合わせていなければなりません．そのためには，あらゆる手段を駆使し，最も効率的に有効な運動を提供していく必要があります．

　心不全や呼吸不全，あるいは脳卒中後のうつ症状などさまざまな要因により，練習量が増やしにくい（増やせない）患者は必ず存在します．また，脳卒中リハビリテーションは20分1単位として理学療法・作業療法・言語聴覚療法と合わせて9単位（合計3時間）が上限となっています．いろいろな制約があるからこそ，最小の練習で最大の効果を発揮する方法を考えなければならないのです．
　ガイドラインには練習量を増やすこと，反復練習をすることの重要性が示されていますが，

「どのように練習をするのか…？」は書かれていません．

つまり，一概に「起立練習」を練習プログラムに組み込んでも「どう練習するのか…？」の答えはなく，その部分にこそわれわれのスキルが求められるのです．そのためには，

- 問題点をピンポイントにみつけ出す能力
- 課題を克服するための確かな治療技術
- 装具療法や電気刺激などの道具の有効利用
- 運動にともなう有害事象を管理し，適切な練習量を設定できること

が不可欠です．その結果として，患者1人ひとりに見合ったオーダーメイド治療が提供できるのです．リハ専門職は「量」を凌駕する「質」を追及し，どのような患者にも最大の効果をだせる最善の治療ができなければなりません．

極める 4 » 重力環境に身を置かねば「本末転倒」

　一部のリハビリテーションの現場では，いまでもリハビリテーション室に到着するや否や「治療ベッドに寝かせて筋力強化運動」というルーチンワークが蔓延しています．これはまさに時代に，エビデンスに，逆行する行為といえるでしょう．そこで，ベッドに横になった状態で「起立・歩行運動」と同等の効果を得るためには，どのくらい「筋力強化運動」を行えばよいのかを考えてみたいと思います（図2）．

> **1万歩を歩く場合の内側広筋の筋活動量**
>
> ＝背臥位での下肢伸展挙上運動（5秒保持）　　約1,200回
> ＝背臥位でのパテラセッティング（5秒保持）　　約400回
> ＝背臥位での膝屈曲・伸展運動（2秒で1回）　　約6,000回
> ＝座位での膝伸展運動（2秒で1回）　　約2,000回

ということが報告されています[2]．いかがでしょうか…？．ベッドに横になった状態で筋萎縮を予防するためには，これだけの反復回数が必要であり，普段私たちが臥位や座位で実施する筋力強化運動の量がどれだけ少ないかがおわかりいただけると思います．また，上記の結果は筋活動量（筋力）だけを考慮した見解ですが，体力面やバランス機能などの総合的な効果を考えれば，「起立・歩行練習」ができる場合，「筋力強化運動」とどちらを優先すべきかは自明のことでしょう．

　個々の筋を強化することは重要であり，特に発症早期やベッド上安静時期は筋力低下を最小限にするために欠かせない練習ですが，積極的な運動療法ができる時期に，あえて臥位で筋力強化運動を取り入れるには相応の理由が必要です．私たちが指導するエクササイズやトレーニングには1つひとつ適切な理由と根拠がなければなりません．

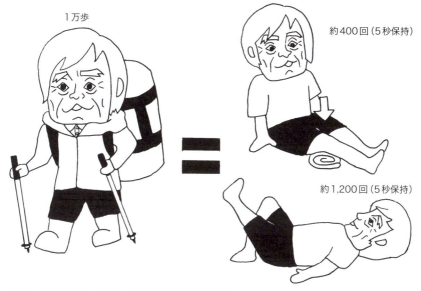

図2 1万歩を歩く場合の内側広筋の筋活動量

COLUMN 13
変化を恐れない

　医療は日進月歩であり，リハビリテーション技術も日々発展しています．変化を受け入れ，行動を変えることは大きな労力を要しますが，患者のADLやQOLをよりよいものにするためには柔軟な姿勢やオープンマインドが必要です．

　最近では，**脳と機械を連動させるシステム**（Brain Machine Interface；BMI）を用いた脳卒中後の上肢機能障害に対する新しい治療法が開発されています（図3）．また，**反復経頭蓋磁気刺激**（repetitive Transcranial Magnetic Stimulation；rTMS）を用いて，脳の異常な活動を調整したうえで運動療法を行うという方法もあります．いずれもリハビリテーションの組み合わせが不可欠であり，われわれにはますます新たな治療技術と融合していくことが求められます．

　また，より身近な道具としてはプリズム眼鏡（5章，図7）や装具などがあります．プリズム眼鏡は半側空間無視に有効であり，下肢装具は歩行機能を明らか

に改善させます．セラピストごとに治療の「好み」があることは否めません．しかし，自分のスタイルを崩し，先端技術から身近な道具まで，変化を恐れず積極的に取り入れることで，治療の質や効果は大きく変わってくるのです．

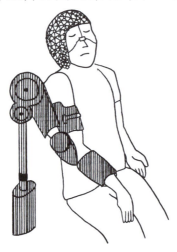

図3　脳と機械を連動させるシステム（BMI）

極めに究めると，こんなことができる！

1. ガイドラインを用い，適切な「評価・治療」に応用できる
2. 練習量を増やすための方策（課題設定と評価）を提示できる
3. 高い治療効果をだすための考え方（オーダーメイド治療）がわかる
4. 運動指導における心理面へのアプローチの重要性がわかる

● 文献

1) 日本脳卒中学会　脳卒中ガイドライン委員会: 脳卒中治療ガイドライン 2015［追補 2017 対応］. 協和企画, 2017.
2) 市橋則明, 吉田正樹: 大腿四頭筋の廃用性筋萎縮を防止するために必要な下肢の運動量について. 体力科学 1993；42：461-4.

第3部
日常生活活動

\Chapter 8/
リハビリテーションの環境は「日常」ではない
── 日常生活活動：総論編

\Chapter 9/
理屈だけでは生活できない
── 日常生活活動：実践編

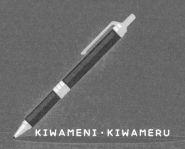

CHAPTER 8 リハビリテーションの環境は「日常」ではない
——日常生活活動：総論編

極める 1 「特殊な環境」である，と知る
極める 2 機能障害と生活動作をリンクさせる
極める 3 「想定外」を想定する
極める 4 リアルな生活環境は刺激がいっぱい

極める 1 ≫ 「特殊な環境」である，と知る

　リハビリテーションでは，その人にとっての「日常に戻る」ことが1つの大きな目標といえます．そのため，自宅の間取りや構造，趣味活動などの情報を事細かに聞き出し，在宅生活や社会復帰を想定した練習をします．続く9章でお話しするとおり，安全な生活を送るためには，日常生活で必要となる動作方法を事前のシミュレーションによってしっかりと想定し，マスターしておくことが理想です．

　しかし（です），このシミュレーションは，在宅でのトイレ動作など限定的な空間，環境であれば十分通用しますが，まったく異なる状況では事情が違います．例えば，病院のリハビリテーション室で上手に歩けるようになったとしても，渋谷のスクランブル交差点で同じように歩くことはできるでしょうか…？室内で犬を飼っている場合，あちらこちら走りまわる犬に注意して歩かなければならない，ということなども考えられます．

病院や施設でのリハビリテーションは，どんなにシミュレーションをしても実際の生活状況に合致することはなく，あくまで患者にとっては「特殊な環境」であり，ゆえに**試験外泊**や**外出の練習**は非常に大きな意味があるのです．外出しなければならない患者であれば，あえて人混みのなかを歩く練習をしたり，雨の日に屋外で歩行練習をする必要があるかもしれません．病院や施設から抜け出し，実践的な環境に身をおくことは，極めて重要なのです．

極める2 》》機能障害と生活動作をリンクさせる

　脳卒中患者に対して理学療法や作業療法を実践するとき，皆さんは最初に何をするのでしょうか．それは治療ではなく評価です．例えば，

- 「手足の麻痺があるか…？」
- 「箸は使えるか…？」
- 「歩くことはできるか…？」

といったことを確認すると思います．そして，「箸が上手に使えない」理由は，「運動麻痺」，あるいは「感覚障害」のどちらが影響しているのか，といった具合に評価結果どうしを結びつけて考えていきます．このように，1つひとつ評価した内容を統合して，

- 「問題となっていることの原因は，何なのか…？」
- 「治療すべきことは，何なのか…？」

を解釈する作業は，患者に必要な治療を選択するうえで欠かすことのできないものです．
　この統合と解釈をわかりやすくしてくれるものに**国際生活機能分類（International Classification of Functioning；ICF）**があります（図1）[1]．ICFには，

> ❶ 意識状態や運動機能（麻痺），筋力といった心身機能・身体構造に関するもの（生命レベル）
> ❷ バランス機能や基本動作，日常生活活動（ADL）といった動作能力・活動面に関する要素（生活レベル）
> ❸ 炊事・洗濯などの手段的 ADL（生活レベル），
> ❹ 社会とのつながりなど参加にかかわるもの（社会レベル）

があります．❶～❹は【生活機能】にかかわる評価内容であり，さらに【背景因子】として，家屋構造や介助者の情報などの物的・人的な環境にかかわるもの【環境因子】，年齢や趣味など個人にかかわる要素【個人因子】が加わります．

極めに究める Point 1　ICF を活用すれば，リハビリテーションの指針がクリアにできる（例えば…,）

生活機能
【参　加】　調理ができない理由は，
【活　動】　支えがないとバランスを保持できないことであり，
【心身機能・身体構造】　その原因は筋緊張異常である．

背景因子
【環　境】　台所には掴まれるものはないが，家族は手伝ってくれる．
【個　人】　料理することが好きだった．

　このように考えると，「どのような治療や環境調整が必要なのか…？」が整理しやすくなり，アプローチの指針が具体的にみえてくるのです．そして，ICF は【生活機能】面だけでなく，【背景因子】に関する情報が含まれていることが，最大の特徴でもあります．上記の例であれば，もちろん筋緊張異常，バランス機能に改善の余地があるのかを考えますが，それが難しい場合であっても，福祉用具を活用したり，家族に介助が必要な点を指導すれば，患者の望む料理をすることができるかもしれません．
　患者が求めることは，極論すれば「歩けること」でも「手が動くようになるこ

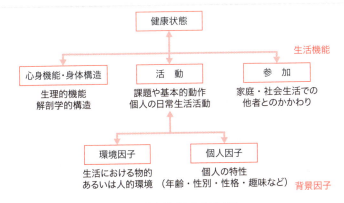

図1 ICFの生活機能モデル［文献1）より改変］

と」でもありません．患者が望むことは，何の目的もなく歩くことではなく，歩けるようになった，その先にある外出やトイレでの排泄といった「参加」や「活動」なのです．

もちろん運動麻痺などの機能障害に着目することはとても大切ですが，生活動作との関係性（リンク）を疎かにしてしまうと，本末転倒になります．非日常的な環境でのリハビリテーションにおいて，「どのように患者の望む日常を目指すのか…？」という視点をもつことが，リハビリテーションの目的を達成するために必要な「治療提供」へとつながっていくのです．

COLUMN 14
顔のみえる関係性をつくる

「急性期」「回復期」「生活期」にかけて継ぎ目なくリハビリテーションを行うことは，生活機能の向上や円滑な自宅復帰には不可欠です．ひと昔前は長期間にわたって1人の患者に携わることができたようですが，現在は1人の患者を急性期〜生活期まで1つの病院，あるいは1人のリハ専門職が継続してかかわり続けることはほとんどありません．そのため，急性期から回復期，回復期から生活期ごとに，リハビリ経過をまとめた文書にして，次の病院・施設に情報提供（申し送り）します．

ところが,「急性期」「回復期」「生活期」に役割が分かれたということは,各時期に応じた集中的なリハビリテーションができる一方で,お隣さんの状況がわかりにくくなってしまうというデメリットもあります.極端なことをいえば,「急性期は○○するところ」「回復期は○○するところ」のように,なんとなくの役割しかわかっていない方も少なくありません.診療情報提供書などの一方向的な文書のやり取りでは,お隣さんがどのような患者のリハビリテーションをしているのか,患者がどんな経過をたどっているかが十分に理解できません.「急性期」「回復期」「生活期」それぞれのリハビリテーションの内容をブラッシュアップするためには,相手方からフィードバックを得ることが重要であり,だからこそ**「顔のみえる関係性をつくる」**ことが大切なのです(図2).

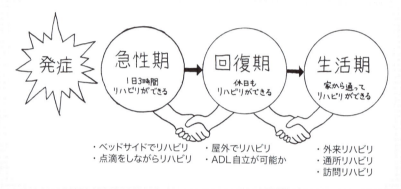

図2 継ぎ目ないリハビリテーション

極める3 ≫ 「想定外」を想定する

ADLを評価する**機能的自立度評価法(functional independence measures;FIM)**(9章,図1参照)には,日常生活における重要な項目が含まれており,①セルフケア,②排泄コントロール,③移乗,④移動,⑤コミュニケーション,⑥社会的認知の6大項目と18の小項目で構成されています.これらの生活動作を獲得する,あるいは介助量を軽減することは患者・家族にとって大き

な意味をもちます．そのため，まずはFIMの項目にある生活動作に対して焦点をあてた「評価・治療」を進めていきます．

しかし，ここには落とし穴があるので注意が必要です．もうじき在宅に退院する患者を例に考えてみたいと思います．

FIM評価の落とし穴

この患者は，次のような症状および自立度，目標をもっています．

- 左半身の運動麻痺は軽いが，深部感覚障害がある．
- 基本動作はL字ベッド柵や手すりを使用して自立．
- トイレや洗面所には伝い歩き・一部手すりを使用して自立．
- 独居生活．退院後は，通所リハビリテーションを継続予定．

退院前のリハビリテーションでは家屋評価に行き，手すりやベッド柵を設置したり，導線を確認したりと，在宅生活を想定して準備は万端です．

ところが，FIMの項目にある主要な生活動作だけを何とかすれば，生活ができるのかというと，現実はそんなに甘くありません．例えば，ブレーカーが落ちたり，電球が切れてしまったら，どのような事態が想定されるでしょうか．この患者は，運動麻痺は軽度であり，屋内であれば歩くこともできるため，「そんなに問題にならないのでは…？」「誰かに電球交換を頼めばいいのでは…？」という声が聞こえてきそうです．

しかし，この患者は**深部感覚障害があり，ロンベルグ試験が陽性**だったのです（図3）．機能障害と生活動作をリンクさせ，リハ専門職として想像力を膨らませてみると…，もう，おわかりですね．この患者は，もし夜間トイレに行きたくなって，灯りがつかない状態で歩いたら，おそらく転倒してしまいます．また，洗面所での洗顔動作もあなどれません．両手で顔を覆ってしまえば，たちまちバランスを崩してしまうかもしれません（図4）．

日常生活は杓子定規な考え方，準備では通用しない事態が起こりえます．FIM の項目，採点基準では気づかないような「想定外」を想定しておくことにより，事前に対策を講じることができるのです．

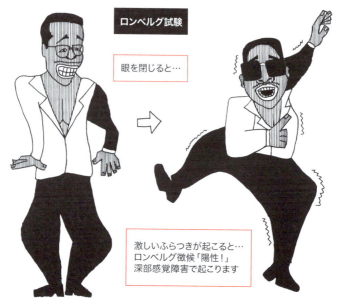

図3　深部感覚障害
通常，眼を閉じても深部感覚（関節の位置や動きの感覚）の情報でバランスがとれる．深部感覚障害があると，感覚情報が低下するため，視覚情報に依存してバランスをとるようになる

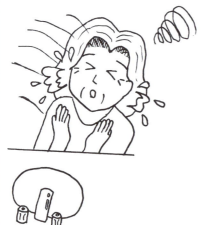

図4　洗顔動作でバランスを崩すことも考えられる（深部感覚障害）

極める 4 ≫ リアルな生活環境は刺激がいっぱい

　脳卒中は身体機能だけでなく，失語症や半側空間無視といった高次脳機能にも障害がでます．高次脳機能障害の代表的なものには「注意障害」があり，私たちの日常は，この「注意機能」があるからこそ成立しています．しかし，ひと言で注意障害といっても，その内容は 4 つに分かれます．

> ❶ 1 つのことに注意を向け続ける「持続性」
> ❷ 複数の刺激のなかから自分に必要な刺激だけに注意を向ける「選択性」
> ❸ ある物事に注意を向けているとき，別の重要な情報に注意を切り替える「転換性」
> ❹ 複数のことに同時に注意を向ける「配分性」

　注意障害の症状をもっとかみ砕いていえば，❶単純な課題でも集中力が続かずに時間とともにミスが増える，あるいは課題が終わらない，❷食事中に周りの話し声に気がとられてしまい食事が進まない，❸料理中に電話がなっても気づかない．気づいて電話に出ても，電話が終わったあと再び料理に戻れない，❹車の運転中に歩行者に目が向かない，などです（図 5）．

　これらを脳卒中患者に当てはめてみると，例えば，杖歩行の練習をする場合「杖のつき方」にたくさんの注意が向けば，歩く速度を調整したり，バランスをとること自体が疎かになってしまうかもしれません．あるいは，リハビリテーション室での歩行は上手であっても，屋外では歩行者や障害物に目が行き届かない，といったことも考えられます．

　このように同じ「歩行」であっても，条件や環境（刺激量）の変化によって，注意のベクトルが分散されてしまうため，得てしてパフォーマンスが左右されることがあります．なので，リハ専門職として，高次脳機能障害が「運動・動作，日常生活」にどう影響するかを確認することが肝要です．

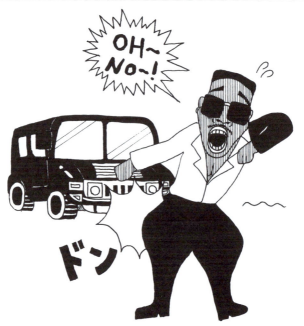

図5 注意障害の症状に，車の運転中に歩行者に目が向かない，などがある（「You can't touch this ...」）

COLUMN 15
バリアフリーにも「バリア」がある

　バリアフリーという言葉を一度は耳にしたことがありますか．**「バリア＝障害・障壁をフリーに」**する，すなわち「取り除く」という意味であり，高齢者や障害者が生活の支障となるものを取り除いた状態をいいます．身近な例では，自宅の段差をなくすことがそれにあたります．最近では，ノンステップバスのように公共交通機関でもバリアフリーに配慮した設計が一般的となり，駅やデパートではスロープ併設や車いす対応トイレが当たり前になっています．誰にとっても生活しやすい環境づくりはすばらしいことであり，バリアフリーによって行動範囲も広がることは間違いありません．しかしバリアフリーだからといって，行きたい場所に行けるとは限りません．

　以前，私が担当した片麻痺患者は大型ショッピングセンターのおもちゃ屋さんで，孫と一緒に買いものをしたいという希望がありました．移動手段は車いすで

したが，最近のショッピングセンターは子どもから高齢者まで利用しやすいバリアフリー・ユニバーサルデザインの建物になっています．当然私も安直に「大丈夫，行けますよ！」といってしまったのです．ですが，その患者が訪れた日曜日のショッピングセンターは大混雑でした．「混雑」という別のバリアがあることを想定しなかったがゆえに，その患者は大変な思いをしたのです．後日その話を聞いたとき，物理的なバリアフリーだけではなく，当事者や出かけた先の周囲の理解など，心のバリアフリーがなければ，本当の意味で高次脳機能障害者に優しい環境とはいえない，と感じた次第です．

極めに究めるとこんなことができる！

1. リハビリ現場と実際の生活との違いを想定できる
2. ICF を活用し，患者の全体像（統合と解釈）を理解できる
3. 「想定外」を想定し，実生活での課題と対策を予見できる
4. 環境の違いと高次脳機能障害の関係を考慮できる

●文献

1) http://www.mhlw.go.jp/stf/shingi/2r9852000002ksqi-att/2r9852000002kswh.pdf.

CHAPTER 9 理屈だけでは生活できない ──日常生活活動：実践編

極める1　実用的なADLとは「セルフケア＋αの動作」と心得る
極める2　麻痺側方向への移乗動作を練習すべし
極める3　移動手段は「歩行」だけではない
極める4　洋式生活と和式生活を区別すべきではない

極める1 ≫ 実用的なADLとは「セルフケア＋αの動作」と心得る

　日常生活活動（activities of daily living；ADL）は，生活をするために必要な基本的な動作をいい，食事動作やトイレ動作，入浴動作などがそれにあたります．このADLの評価としては，**機能的自立度評価法（functional independence measure；FIM）**[1]がよく知られており（図1），①セルフケア，②排泄コントロール，③移乗，④移動，⑤コミュニケーション，⑥社会的認知の6大項目と18の小項目で構成されています．このような評価尺度を用いることにより，ADLという漠然としたものを数値化でき，さらに経過を追うことも容易になります．もちろん，リハ専門職たるもの，ADLの各動作がうまくいかない要因を分析し，「どのように練習や指導につなげていくのか…？」という視点を忘れてはなりません．
　ここでは，そのポイントについてお話ししたいと思います．

レベル		介助者
	7. 完全自立（時間，安全性） 6. 修正自立（補助具使用）	なし
	部分介助 　5. 監視 　4. 最小介助（患者自身で75％以上） 　3. 中等度介助（50％） 完全介助 　2. 最大介助（25％以上） 　1. 全介助（25％未満）	あり

		入院時	退院時	フォローアップ時
セルフケア				
A. 食事	箸 スプーンなど			
B. 整容				
C. 入浴				
D. 更衣（上半身）				
E. 更衣（下半身）				
F. トイレ動作				
排泄コントロール				
G. 排尿				
H. 排便				
移乗				
I. ベッド				
J. トイレ				
K. 風呂，シャワー	風呂 シャワー			
移動				
L. 歩行，車イス	歩行 車イス			
M. 階段				
コミュニケーション				
N. 理解	聴覚 視覚			
O. 表出	音声 非音声			
社会的認知				
P. 社会的交流				
Q. 問題解決				
R. 記憶				
合計				

注意：空欄は残さないこと．リスクのために検査不能の場合はレベル1とする

図1　ADL評価に有効な機能的自立度評価法（FIM）

リハビリの観点から「食事動作」を分解してみる

　ADL の各動作は，それぞれが個別に独立していると考える人が多いようですが，じつは ADL は互い関連しており，そして ADL の根底には「基本動作」があることをご存知でしょうか…？（図2）．

　例えば，食事では，①座位になり（姿勢保持），②お茶碗をもち（把持能力），③おかずに手をのばし（リーチ動作），④箸を動かす（巧緻動作）といったさまざまな要素が含まれています．そして，食事をするためにはリビングまでの「移動」が必要ですし，冷蔵庫を開け閉めするときには「方向転換」もしなければなりません．食事動作や整容動作など**「セルフケア」**と呼ばれる動作自体は，その場で目的を達成することができますが，移乗や移動ができなければベッドから離れられず，生活範囲は狭いものになってしまうのです．反対に，セルフケアに移動する能力が加われば，家族と食卓を囲んだり，洗面所で歯磨きすることができ，生活に幅がでてきます．移動範囲がさらに広がれば，掃除や買い物も可能になり，「生活関連動作」から日常的な生活に近づくのです．

　このように，1つひとつの ADL を考える際には「どのような基本動作が組み合わされているのか…？」を考えることが大切です．各セルフケアの動作自体を先ほど述べた①〜④などのように分解して考えるとともに，

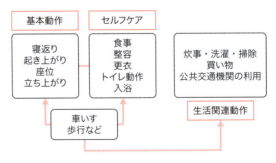

図2　生活関連動作の考え方（「セルフケア＋基本動作」「セルフケア＋移動をともなう動作」）

> 「セルフケア＋基本動作」「セルフケア＋移動をともなう動作」といった具合にADLをとらえることで，ADLを改善させるために何をすべきなのか，が具体的にみえてくるはずです．食事動作1つとってみても，姿勢保持，リーチ動作，巧緻動作（箸の操作），移乗や移動など，さまざまな課題をクリアする必要があることは理解いただけたと思います．

ですが，なかには「食事は上肢機能だから作業療法士」のように理学療法と作業療法の役割を短絡的にとらえて考えてしまう方もいるようです．職種によって得意分野に多少の差があっても，リハ専門職として行う捕完業務はたくさんあります．私たちが普段よく実践する「基本動作練習」は，その1つひとつがADLにつながる極めて重要な意味をもっているのです．

COLUMN 16
生活のすべてが「道具」である

　脳卒中後に在宅生活をしている患者が痙攣などで再入院してくることがあります．その場合，脳出血や脳梗塞のように，脳細胞や神経路が死んでしまうわけではないため，早期からのリハビリテーションによって大半が再入院前の在宅時と同じ生活に戻っていきます．しかし，たまに在宅生活の状況を聞いて，驚かされることがあります．以下は，筆者が実際に遭遇した患者例です．

　リハビリテーションのアプローチ上，どう工夫をしても杖や手すりがないと歩けない円背の患者がいました．ところが，その患者は「手すりは使わないで台所まで歩けていた」「短い距離だから家具や台など掴まれるものはない」というのです．

　これには頭を悩ませましたが，幸いにも家屋調査に行き，自宅での様子を確認することができました．確かに，ベッドから台所までの導線に掴まるものはありませんでしたが，壁の膝より少し高い位置にわずかなでっぱりがあり，その部分だけ壁の色が違うことに気づきました．この壁の汚れは，腰の曲がった患者が長年，そこに手をあてがって歩いていた跡だったのです．通常の手すりの高さよりもずっと低い「壁のでっぱり」は，その患者にとって歩くための生命線になっていたのです．

　この経験から，リハ専門職としての「理屈」を押しつける危険性を学び，そして「生活をみる」ことの重要性を知ることができたのです．

> 極める2 ≫ 麻痺側方向への移乗動作を練習すべし

　脳卒中患者の移乗方法について，「これから勉強をする」，あるいは「すでに勉強した」という皆さん，それはどのような内容だったでしょうか…？

● ベッドからの移乗

　ベッドから車イスに移乗する場合，教科書には「麻痺していない側に車イスを置く」「ベッドと車イスの角度は30°程度にする」といったことが書かれていると思います（図3）．これは，国家試験にも出題される内容であり，移乗動作の大原則でもあるため，必ず覚えなければいけません．

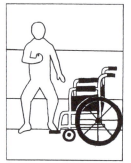
①よいほうに車イスを近づける

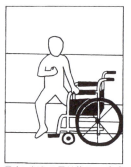
②よいほうの足は後ろへ　麻痺側の足は前へ

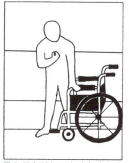
③ひじかけにつかまり立ち上がる

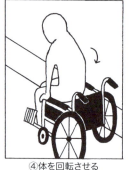
④体を回転させる

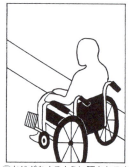
⑤おじぎをするように腰をおろす

図3　ベッドから車イスへの移乗
一般的な教科書には「麻痺していない側に車イスを置く」「ベッドと車イスの角度は30°程度にする」とある

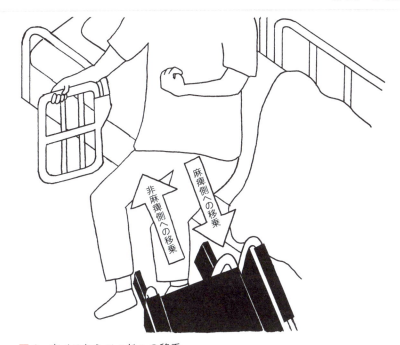

図4 車イスからベッドへの移乗
車イスに移るときとベッドに戻るときは反対側から移乗しなければならない

　しかし（です），考えてもみてください．当たり前のことですが，ベッドと車イスの位置が決まっていれば，「車イスに移るとき」と「ベッドに戻るとき」は反対側から移乗しなければなりません（図4）．もちろん，車イスを反対向きにするなど，常に非麻痺側から移乗する環境をつくることも可能でしょうが，実際の在宅環境では車イスをいちいち移動させることは難しいことが多く，よほど広いスペースがなければ現実的ではありません．

● **トイレでの移乗**
　トイレでの移乗についても考えてみましょう．図5のように，左片麻痺患者が便器にアクセスする場合は「安全な左回り」，かつ「前方回転」で乗り移ることができます．そして手すりを使って立ち上がり，右手を車イスにもち替えれば，左回りで車イスに戻ることも可能です．ただし，これは便器と車イスを単純に移動する場合に（限って）のことです．
　実際のトイレ動作では排泄後にトイレを流す操作が必要となり，図6のよう

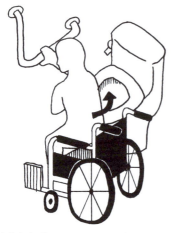
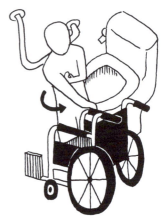

車椅子→トイレ　　　　　　　　　　　　トイレ→車椅子

左片麻痺が便器にアクセスする（左回り・前方回転）　　便器から車イスに戻れる（左回り・前方回転）

図5　トイレでの移乗（その1）
左片麻痺患者が便器にアクセスする場合，「安全な左回り」「前方回転」で便器に乗り移り，そして手すりを使って立ち上がり，右手を車イスにもち替えれば，左回りで車イスに戻れる（便器と車イスを単純に移動する場合のみ）

に右回りで流水ノブに手を伸ばします．その結果，車イスに戻るためには，左回りで逆方向の回転（後方回転）ができなければならないのです．また，手すりの配置など，条件によっては排水操作後にそのまま右回りで車イスに戻らなければならないことも考えられます．

　もう，おわかりですね．ベッドと車イスの移乗動作やトイレ動作など，実際の在宅環境における回転動作は，教科書に書かれている安全な方法だけでは通用しないことが大半なのです．そのため，入院中から左右への回転動作，後方回転などを十分に練習しておくことで，住宅や外出時の多彩な環境に適応でき，自由度が高く安全な動作を行うことができるのです．

> **極めに究める Point 1**
> 国家試験にも出題される「移乗動作の大原則」も，実際の在宅環境における回転動作を考えなければ意味をなさない

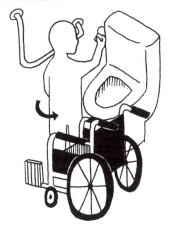

図6 トイレでの移乗（その2）
実際のトイレ動作では排泄後にトイレを流す操作が必要．右回りで流水ノブに手を伸ばし，車イスに戻るには，左回りで逆方向の回転（後方回転）となる

「左片麻痺患者が排泄後，
トイレを流す際，
流水ノブに手を伸ばすため
右側に回転する」

→その結果…．

「車イスに移るためには，
左側に回転しなければならない」
（後方回転）

COLUMN 17
「おじぎをして立ち上がる」が通用しない!?

　立ち上がり動作は，おじぎをすることで前方に重心を移し，その結果として「お尻をもち上げる」動作といえます．しかし，在宅環境では十分なおじぎをするスペースがないことがあったり，また腰痛や股関節の痛みなどによっておじぎが困難な患者もいます．

　このような場合，前方への重心移動が少ない状態で「いかに立ち上がるか」が重要となります．立ち上がり動作の「理想」とは異なりますが，そんな悠長なことはいっていられません．

　皆さんなら，こうした場合，どうしますか…？　おじぎができなくても，お尻をもち上げる上方への運動ができるように縦型の手すりを使うなど，このような対策を講じなければなりません．そのためには，臨機応変に対応できる選択肢をもつこと，そして福祉用具に関する十分な知識をもつことが，リハビリテーション専門職にはは不可欠なのです．

極める 3 ≫ 移動手段は「歩行」だけではない

　脳卒中患者における運動療法の目的は「歩けるようになること」といっても過言ではありません．脳卒中発症後，できるだけ早期から歩行練習をすることは，最終的に歩行ができるようになる可能性を高めることが裏づけられており[2]，いまや，装具を使用した早期歩行練習が一般的となっています．そのため，座位保持ができるようになってから立ち上がり練習，立ち上がりができるようになってから…のような練習のスケジュールを組むことは，科学的根拠が乏しいといわざるを得ません．

　では，なぜ私たちは二足歩行にこだわるのでしょうか．

　答えは簡単です．

ヒトは二足歩行をする動物だから

です．こんな当たり前のことですが，二足歩行によって両手が自由になるからこそ，ADLの汎用性が高まるわけです．つまり，脊椎を直立に保ち，手を振って歩くということはヒトとしての必然的な欲求といえるかもしれません．ただし，二足歩行を可能たらしめるには，多くの機能が必要となります．「体重を支えるための筋力」「重力にあらがうバランス機能」「関節や骨などを衝撃から守るための筋活動」など数え出したらきりがありません．脳卒中による運動麻痺などの障害は，歩行における本来の機能が作用しなくなるため，それらの課題を克服できるよう，つまり，正常歩行に近づくための方策を練るわけです．

　そして，少しでも安全で効率的に歩けるようになるということは，トイレへの移動や炊事などの生活関連動作にもつながっていきます．リハビリテーションにおいて，はじめから歩行練習を選択肢に入れないということは，「将来歩行ができる可能性」を摘んでしまうだけではなく，その先にある「生活の幅を狭める」ことになってしまうのです．そのためにリハ専門職は，歩行にこだわった治療をしていく，この必然性は間違いなく，臨床上のニーズといえます．

　とはいっても，最終的にすべての患者が歩けるようになるわけではありませ

ん．また，高齢者のなかには「膝が痛い」「腰が痛い」といった理由でもともと歩けない方や，なんらかのケガや病気で車イス生活の方もいます．

● では，歩行という移動手段にどこまでこだわるべき…？

　脳卒中発症後，3〜6カ月ほど経つと，歩行練習をしても回復が伸び悩んでくるケースに遭遇することがあります．私たちリハ専門職は，患者の二足歩行を目指し，そのために必要な機能を獲得することを追求しますが，患者や家族が求める歩行様式とは必ずしも一致しません．

　例えば，患者が在宅に戻るとき，家のなかだけを数メートル移動できればよいこともあります．また，手すりの位置などの在宅環境，運動機能によっては，横歩きが実用的なこともあります．つまり，われわれは機能回復を目指した歩行練習にこだわりつつ，経過に応じて患者や家族が納得する実用的な移動手段の獲得へと思考を転換させていくことも必要なのです．

　二足歩行へのこだわりをもち続けることは重要ですが，最終的には，患者や家族が望む安全で現実的な方法に収束させ，それを支援することも大切です．極論をいえば，

這ってでも，移動できたほうが幸せ

そんな場合もあるのです

極める4 ≫ 洋式生活と和式生活を区別すべきではない

　在宅環境について情報を収集するとき，必ずといっていいほど「イスやテーブルなどの洋式生活なのか…？」「こたつや布団などの和式生活なのか…？」を患者や家族に確認するのが通例と思われます．確かに生活スタイルに応じた動作方法を練習し，在宅環境に適応できるようにするため重要な情報です．しかし，「寝具がベッドである＝布団のように床に座り込む動作は不要」と安易に考えてはいけません．じつは生活スタイルは別であっても，

必要となる動作は（意外と）共通する

ことが多いのです．例えば，湯船につかる動作はどうでしょうか…．また，杖歩行をしている患者が杖を落としてしまったときは，しゃがみこんで杖を拾い上げなければなりません．ほかにも，ベッドやイスから床にずり落ちてしまうことも十分あり得ます．このような想定ができるにもかかわらず，床からの立ち上がり動作を習得していない場合，万が一患者が転落したときに家に介護者がいなかったら，そのまま起き上がれずにいる，といった状態になってしまいます．

このように，床に座り込む動作や床から立ち上がる動作は，たとえ洋式生活であっても必要となるケースが多いのです．基本的な生活スタイルに準じた動作方法に加え，在宅生活を送るうえで，これらの頻繁に遭遇すると思われる動作は思いのほか重要になります．そのため，在宅生活の準備では，生活スタイルにかかわらず，「床に座り込む動作」や「床から立ち上がる動作」をしっかりと練習しておかなければなりません．

極めに究めると，こんなことができる！

1. FIMを用いて，ADLの問題点を評価できる
2. ADLを改善させるため課題（＝「セルフケア＋αの動作」）がわかる
3. 実際の在宅生活をイメージしての回転動作を想定できる
4. 生活に密着したADLの練習が指導できる

● 文献

1) 慶應義塾大学医学部リハビリテーション医学教室（訳）：FIM―医学的リハビリテーションのための統一データセット利用の手引き．第3版，慶應義塾大学医学部リハビリテーション医学教室，1991．
2) van de Port IG, Wood-Dauphinee S, et al: Effects of exercise training programs on walking competency after stroke : a systematic review. Am J Phys Med Rehabil. 2007 Nov ; 86 (11) : 935-51.

第4部

リスク管理

\Chapter 10/
「胃が痛い」は要注意
── 重複障害のリスクマネジメント

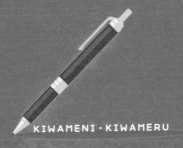

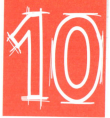

「胃が痛い」は要注意
——重複障害のリスクマネジメント

- 極める1　超高齢社会（＝「重複障害」増）では，3つの心づもりが大切
- 極める2　見えないリスクを診る
- 極める3　リスク管理は数字をみることではない
- 極める4　既往歴をあなどるなかれ

極める1 ≫ 超高齢社会（＝「重複障害」増）では，3つの心づもりが大切

　日本は世界でも類をみないスピードで高齢化が進み，ついに超高齢社会を迎えました．医療の発達などで平均寿命が伸びたことは素晴らしいことですが，残念ながらそのぶん心臓や腎臓などの内部障害，変形性関節症をはじめとする骨関節疾患をもつ患者も増えています．その結果，脳卒中に「＋内部障害」「＋運動器障害」などを合併する**「重複障害」の患者**が珍しくなくなってきました（図1）．

　運動麻痺をはじめとする機能障害は，脳卒中になる前と比べると効率的に動くことができなくなるため，たとえ今まで普通にできていたことであっても，脳卒中になったあとでは心臓や呼吸，関節に対する負担が相対的に大きくなってしまいます．ここで注意すべきことは，脳卒中へのリハビリテーションの有効性が内部障害など「その他の障害にも効果が期待できる場合」と，反対に「他の障害に

対して有害になる場合」があることです．脳卒中「＋αの障害」があるということは，リハビリテーションの組み立てやリスク管理を難しくしますが，重複障害が"危ない""難しそう"のように漠然としたイメージをもつだけでは，さまざまな疾患・障害の合併に対応した積極的なリハビリテーションができなくなってしまいます．高齢者等の重複障害の患者に対応するケースでは，

> ❶ 生活習慣病が原因で起こる疾患や，加齢にともなう運動器障害の病態を知っておくこと，
> ❷ 患者が発する危険信号（症状）をすぐに察知できること，そして
> ❸ どのようなリハビリテーションが安全かつ有効であるかを十分に理解しておくこと，

これらの心づもりをもつことが極めて大切です．

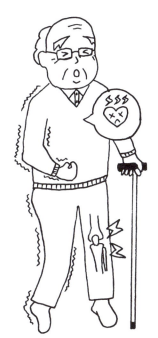

図1　高齢化が進み，重複障害も増加．片麻痺「＋胸痛」「＋膝痛」なども

COLUMN 18
「臓器連関」を考える

　体には肺や心臓，腎臓などのいろいろな臓器があり，どの臓器も相互に影響し合っています．これを**「臓器連関」**といい，1つの臓器に障害があれば，臓器連関によってお互いの臓器を傷つけ合うという負の連鎖が生じます．そのため，ある症状を考えるとき，診断された病名（障害のある臓器）に着目するだけでは，原因を特定できないことが多々あります．

　例えば，脳卒中患者が「足がむくんでいる」としたら，その原因は「運動麻痺による筋ポンプ作用の低下」と安易に結論づけることはできません．腎機能障害によっておしっこがでないことも考えられ，腎機能障害の原因は糖尿病のこともあれば，心不全によって起こることもあります．あるいは，低栄養状態や深部静脈血栓症によっても「むくみ」が生じます．当然ながら原因が異なれば，その対策も異なるため，リハ専門職は，血液検査，レントゲンやエコーなどさまざまな所見にも目を配らなければなりません．

極める2 ≫ 見えないリスクを診る

　脳卒中患者がある日，「胃が痛い」と訴えたら，皆さんはどのような対応をするでしょうか…？　胃炎などの既往歴の有無を確認する，という人もいれば，主治医に報告して薬を処方してもらうことを考える人もいるかもしれません．これらの対応は間違いではないものの，100点にはほど遠いといえます．なぜなら，「胃が痛い」ことに対するリハ専門職としての評価が欠落しているからです．

　ここで，実際に私が経験したラクナ梗塞の患者を紹介したいと思います．

「胃が痛い」ラクナ梗塞の患者

　この患者は，幸いにも運動麻痺はごく軽度であり，「少し歩きにくい，バ

ランスがとりにくい」という程度の症状でした．ラクナ梗塞は一般的に発症直後から体を起こし，運動をしてよいことになっており，この患者も発症翌日から運動を開始しました．まず，病室内で身体機能やバランス機能などの簡単な評価をしたあと，歩く練習を始めたところ「胃が痛い」との訴えがありました．カルテには胃痛に関する既往歴の記載はありませんでしたが，いろいろと質問すると，入院する2週間くらい前から胃痛があり，近所の病院で胃薬を処方されていたとのことでした．

> 「それならばしょうがない…」ですね．
> いえいえ，そうではありません．

たまたまかもしれませんが，この患者は歩く練習を始めたときに胃痛を訴えました．単なる胃粘膜の炎症である可能性も十分ありますが，運動を武器とする私たちリハ専門職は，たとえ取り越し苦労になろうとも，「運動」が原因となって胃痛を引き起こす最も怖い「病態」を想定し，確認しなければなりません．それは，**心臓に十分な血液が供給されない心筋虚血の状態（＝「狭心症！」）**です．狭心症の症状として胸痛をイメージする方が多いと思いますが，その症状は放散痛として，胸以外のいろいろな場所にあらわれるため注意しなければなりません（図2）．

そうです，ここで私が考えたことは…，

- 運動をする，と
    - ➡ 筋肉にたくさんの血液が必要になる
    - ➡ 心臓がより働くため，心臓自体もたくさんの血液が必要になる
    - ➡ 血管の狭窄などによって十分な血液が心臓にいかない
    - ➡ 狭心症の症状として「胃痛」がでている

という恐ろしい状態です．そこで一歩踏み込んで次のような問診をしてみました．

- 食事による痛みの変化（消化器系の症状）として…，
    - ➡ 「空腹時に胃が痛かったですか？」

- 運動による痛み（労作性狭心症など）として…，
  - ➡「じっとしているときも胃が痛かったですか？」
  - ➡「胃が痛くなるのは歩いたりしたときですか？」

といった具合です．

その結果，どうやら体を動かしたときに「胃痛」が生じていたことが疑われました（患者自身も気づいておらず驚いていました）．そのため，胃痛以外の症状はなかったものの，あえて運動を中止し，翌日に12誘導心電図をつけた状態で歩行を確認し，運動によって心筋虚血が出現するかどうかを確認することにしました．歩行中の心電図では心筋虚血を示す症状を認め，ニトログリセリンという心臓の血管（冠動脈）を広げる薬を口に入れる，という緊急の対応が必要な状態となりました．そして「心筋梗塞が切迫した状態」との判断で，すぐに冠動脈を拡張するステント術が施行されました．

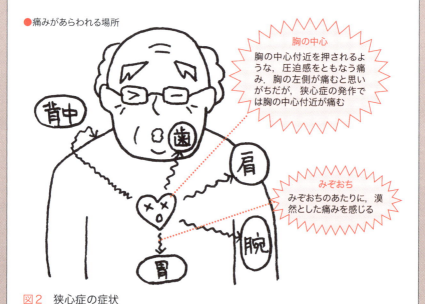

図2 狭心症の症状
多くの場合，胸の中心やみぞおちに痛みを感じるが，顎や喉，左肩など，胸以外の場所に痛みを感じることがある（放散痛）．

万が一，「胃が痛いだけだから」「麻痺が軽いから（歩けるから）」とドンドン運動負荷を上げてしまえば，…心筋梗塞，…心停止という，最悪の状態を招いていたかもしれません．脳の血管に動脈硬化があれば，心臓や足の血管も細くなっている可能性は十分あります．運動を治療手段の1つとする以上，「今までなんともなかったら大丈夫」という根拠のない判断は通用しないのです．

極める3 ≫ リスク管理は数字をみることではない

　脳卒中患者は意識障害や失語症によって，痛みや気分不快などの症状を言葉で伝えられないことがあります．また脳卒中の原因の1つである糖尿病は，知覚神経を障害させることから痛みの信号がうまく伝わりません．そのため，例えば「心臓が虚血状態になっていても，狭心症の症状がでない」，あるいは「症状が少ない」場合があります．

> **極めに究める Point 1**
> 脳卒中患者は，①意識障害，②失語症，③糖尿病などによって，快不快や痛みを適切に伝えられないことがある

　このように意思疎通が難しい場合や症状を感じにくい場合，どのように対応すればよいのでしょうか…？

　答えは簡単です．自覚症状を伝えられない，あるいは感じにくい（と思われる）患者では，

外からみてわかる所見（他覚所見）をもらさず拾い上げる

ことです．他覚所見は，血圧や酸素飽和度，心電図のほか，顔色や呼吸状態など，さまざまなものがあります（表1）．「なぁんだ，当たり前のことだよ」と思

われるかもしれませんが，じつはこの評価が意外と難しいのです．

　皆さんが抱かれるリスク管理のイメージは，おそらく血圧や脈拍を測定すること，そして安静時と運動時の変化を確認すること，のようなものではないでしょうか．しかし，リスク管理で最も大切なことはいち早く異常を察知することです．そのためには，顔色の変化や冷汗の出現などに気づかなければなりません．

　ところが，血圧や脈拍など「数字を知ること」に意識が向いてしまっていると，もともとの患者の状態を観察することをつい忘れてしまうのです．実際，リスク管理に不慣れな学生や新人セラピストに「運動する前と比べて，顔色が悪くなっていませんか？」と質問をすると，慌てて顔色を確認する，ということがよくあ

表1　他覚所見からひも解く重複疾患例

疑うべき 他覚所見の症状	推論される 疾患の可能性	対処法
・顔色が悪い	・起立性低血圧	・寝かせる，心臓より下肢を高い位置にする，弾性包帯や腹帯を巻いて離床するなど
	・貧血	・運動負荷の調整，原因（消化管出血など）に対する医学的治療や輸血が必要な状態では中止
・動悸がある	・低血糖	・ブドウ糖を摂取する，運動をする時間帯を調整するなど
	・貧血	・運動負荷の調整，原因（消化管出血など）に対する医学的治療や輸血が必要な状態では中止
	・不整脈（頻脈）	・投薬コントロール，運動負荷の調整など
・冷や汗	・起立性低血圧	・寝かせる，心臓より下肢を高い位置にする，弾性包帯や腹帯を巻いて離床するなど
	・低血糖	・ブドウ糖を摂取する，運動をする時間帯を調整するなど
・胃痛がある	・狭心症	・医学的治療（投薬，手術など），運動は中止
	・消化器症状	・自覚症状や治療状況に応じて運動量を調節，吐血・下血・穿孔などがある場合は運動を中止
・めまいがする	・起立性低血圧[*1]	・寝かせる，心臓より下肢を高い位置にする，弾性包帯や腹帯を巻いて離床するなど
	・小脳損傷など[*2]	・めまいにともなう自制困難な嘔気，嘔吐がなければ，離床・運動を継続
・息切れがする	・貧血	・運動負荷の調整，原因（消化管出血など）に対する医学的治療や輸血が必要な状態では中止
	・不整脈（徐脈・頻脈）	・投薬コントロール，運動負荷の調整など

[*1]：浮動性めまい（ふわふわするめまい），[*2]：回転性めまい（グルグルするめまい）

COLUMN 19

意識障害や失語症がある人ほど声をかけなければならない

　意識障害や失語症の患者は，自らの症状をうまく伝えられないことがあります．先ほど述べたように，この場合は他覚所見をしっかりとみる必要がありますが，そのなかで特に重要な所見は「声をかけたときの反応」といえるでしょう．

> 「えっ！　失語症で会話ができないのに…？」

　その通りです．言葉でのやりとりが難しいからこそ，声をかけたときの反応を確認することが大切なのです．ここで声をかけることの目的は会話をすることではなく，声かけに対して「どのような反応が」「どのくらいあるか」を確かめることです．意識障害や失語症があっても，声かけに対して目を開けたり，「はい」と返事をしてくれることがあります．具体的な症状を聞くことができないからこそ，この声かけに対する反応を注意深く観察することが重要な情報源になるのです．

　万が一，安静時に比べて「声をかけても目を開けなくなった」「返事が少なくなった」などの変化があれば，体調や意識状態の異変にすばやく気づくことができます．コミュニケーションに支障がある患者こそ，こまめに話しかけなければなりません．

ります．いわずもがなですが，リスク管理の本質は数値を知ることではなく，いかに敏感に患者のわずかな変化を捉えられるか，にあります．もちろん，血圧測定や心電図でしかわからない所見もたくさんあるのですが，患者に接したときから顔色や呼吸リズムなどを観察できていなければ，そもそも論として，リスクを回避することはできないといっても過言ではないでしょう．

極める4 》既往歴をあなどるなかれ

　脳卒中や心不全など，発症早期は病態が不安定ですが，時間とともに症状は落ち着いていきます．回復期から生活期にかけて病態は安定し，何らかのリスクが起こる可能性は少なくなっていきますが，リスクがなくなったわけではありません．裏を返せば，

リスクが隠れて、みえにくくなっている状態

ともいえます．

例えば、心不全のケースを考えてみましょう．心不全は心筋梗塞や不整脈、高血圧などによって心臓が必要以上に頑張らなくてはならない、あるいは心臓に過度な負担がかかることで生じます．心不全の原因はさまざまですが、共通することは心臓がその心機能の限界を超えた働きを強いられたときに症状がでるということです（図3）．そのため、心不全の治療は心臓の働きを助ける薬や心臓への負担を減らすための利尿薬などが使用され、心不全を「コントロール」するわけです．心不全になる原因が生涯にわたってつきまとっているため、既往に心不全がある患者は、心不全がなくなったわけではなく、単に「心不全がコントロールされているだけ」の状態といえます．つまり、「心不全の既往歴があるけど、今は問題がない」という解釈ではなく、「いつ心不全が急性増悪するかわからない」という意識のもと、心不全の症状を確認して運動量や運動強度を考える必要があるのです．

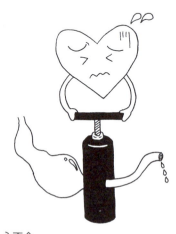

図3　心不全
心臓が心機能の限界を超えた働きを強いられたときに症状がでる

> **極めに究める Point 2**
>
> 回復期の心不全患者は，「心不全が治癒」したのではなく，「心不全がコントロールされている」状態といえる．「いつ急性増悪するかわからない」との心構えがリスク管理の前提

　このことは，心臓だけに限らず，慢性閉塞性肺疾患などの呼吸器疾患，骨粗鬆症にともなう椎体骨折，大腿骨頚部骨折などの骨関節疾患，糖尿病に由来する末梢循環障害などにも当てはまります．消えてなくならない，生涯にわたってつきまとう既往歴にご用心．

極めに究めると こんなことができる！

1. 数値だけではない，他覚所見を駆使した「リスク管理」の考え方が身につく
2. 高齢患者の「重複障害」に潜むリスクを考えられる
3. いち早く（目に見えない）リスクに気づくことができる
4. リスクを考慮した「運動処方」が検討できる

　さて，ここまで長きにわたり付き合っていただいた読者の皆さん，感想はいかがでしょうか…？　「教科書ではない」「試験対策としての網羅性は…」「いきなり脳卒中リハの臨床の玄人受けする話をされても…」，こんな戸惑いを抱かれた方もいることでしょう．でもそこが狙いなのです．国試対策の本はほかにも山ほどあります．本書はその試験の向こう側にある未知の臨床に進む際の，「額に汗して…」「焦って…」「わからないことばかりの…」，そんな未来の卒後の皆さんの背中をすこしでも後押しするために書かれた先輩からのレターなのです．
　ですから必要な「臨床知」を，私が知りうる限りの「経験則」を，本書に入れたつもりです．この本がいつか皆さんのお役に立ち，そして遠くない将来，リハビリテーションの現場で皆さんにお目にかかれる日を楽しみしています．

索 引

●あ行

アフォーダンス ……………………… 78

意識変容 …………………………… 5
移乗 ………………………………… 106

腕落下試験 ………………………… 7
運動性失語 ………………………… 11
運動連鎖 …………………………… 53

●か行

解釈 ………………………………… 31
外出 ………………………………… 93
外側運動制御系 …………………… 21
外側皮質脊髄路 …………………… 21
ガイドライン ……………………… 80
学習された不使用 ………………… 48
覚醒度 ……………………………… 5
活動 ………………………………… 94
感覚性失語 ………………………… 11
環境 ………………………………… 77

機能的自立度評価法 (FIM)
……………………………… 96, 102
機能的バランス分類 ……………… 39
基本動作 …………………………… 104

狭心症 ……………………………… 117
共同運動 …………………………… 17

健忘失語 …………………………… 11

構音障害 …………………………… 13
抗重力活動 ………………………… 75
国際生活機能分類 (ICF) ………… 93
個人因子 …………………………… 94

●さ行

坐骨結節 …………………………… 59
参加 ………………………………… 94

試験外泊 …………………………… 93
自己効力感 ………………………… 84
支持基底面 ………………………… 33
持続性 ……………………………… 99
自尊感情 …………………………… 84
失語症 ……………………………… 10
質的尺度 …………………………… 19
心身機能 …………………………… 94
身体構造 …………………………… 94

生活関連動作 ……………………… 104
生活機能 …………………………… 94
セルフエスティーム ……………… 84

セルフエフィカシー	84
セルフケア	104
全失語	11
選択性	99
前皮質脊髄路	21
臓器連関	116

●た行
代償運動	28
注意障害	99
中枢性麻痺	18
長下肢装具	62, 72
重複障害	114
転換性	99
テンタクル活動	49
伝導失語	11
統合	31

●な行
内側運動制御系	21
日常生活活動（ADL）	102
認知機能低下	14
脳画像所見	29
脳卒中治療ガイドライン	80

●は行
背景因子	94
配分性	99
バリアフリー	100
半側空間無視	64
反復経頭蓋磁気刺激（rTMS）	87
膝立て試験	7
福祉用具	109
プッシャー現象	64
プリズム眼鏡	65
ブリッジ活動	49
分回し歩行	71
分離運動	17

●ま行
末梢性麻痺	18
麻痺側運動機能（SIAS-M）	22
魔法の杖現象	73

●や行
| 床反力 | 73 |
| 洋式生活 | 111 |

●ら行
| 量的尺度 | 19 |
| ロンベルグ試験 | 97 |

●わ行
| ワイドベース歩行 | 40 |
| 和式生活 | 111 |

欧文

A~G

activities of daily living (ADL) 102
ADL 102
affordance 78
aphasia 10

BBS 32, 36
Berg balance scale (BBS) 32, 36
BMI 87
brain machine interface (BMI) 87
BRS 16
Brunnstrom recovery stage (BRS) 16

dysarthria 13

FIM 96, 102
FMA 18
FRT 36
Fugl-Meyer assessment (FMA) 18, 22
functional independence measure (FIM) 96, 102
functional reach test (FRT) 36

GCS 5
Glasgow coma scale (JCS) 5

H~N

ICF 93
international classification of functioning (ICF) 93

Japan coma scale (JCS) 5
JCS 5

O~Z

repetitive Transcranial Magnetic Stimulation (rTMS) 87
rTMS 87

SIAS 22
SIAS-M 22
SIAS-Motor (SIAS-M) 22
stroke impairment assessment set (SIAS) 22

timed up and go test (TUGT) 36
TUGT 36

●監修者　相澤　純也（あいざわ　じゅんや）

東京医科歯科大学医学部附属病院スポーツ医学診療センター・理学療法技師長

　1999年東京都立医療技術短期大学理学療法学科卒業，2005年東京都立保健科学大学大学院保健科学研究科修了（修士・理学療法学），2012年東京医科歯科大学大学院医歯学総合研究科修了（博士・医学），同年同大附属病院スポーツ医学診療センターアスレティックリハビリテーション部門・部門長，2015年首都大学東京大学院・客員准教授，2018年現職．専門理学療法士（運動器），NSCA-CSCS．日本オリンピック委員会（JOC）強化スタッフ（医・科学），日本スケート連盟（JSF）スピードスケート強化スタッフ（医学部門）等を歴任．

●著　者　藤野　雄次（ふじの　ゆうじ）

埼玉医科大学国際医療センターリハビリテーションセンター・主任

　2004年埼玉医科大学短期大学理学療法学科卒業後，埼玉医科大学病院，2007年埼玉医科大学国際医療センター（現職），2015年首都大学東京大学院人間科学研究科理学療法科学域・博士後期課程修了（博士・理学療法学），専門理学療法士（神経），心臓リハビリテーション指導士，三学会合同呼吸療法認定士．

極めに・究める・脳卒中

平成30年10月30日　発　行

監 修 者　相　澤　純　也

著 作 者　藤　野　雄　次

発 行 者　池　田　和　博

発 行 所　丸善出版株式会社
　　　　　〒101-0051　東京都千代田区神田神保町二丁目17番
　　　　　編集：電話 (03) 3512-3262／FAX (03) 3512-3272
　　　　　営業：電話 (03) 3512-3256／FAX (03) 3512-3270
　　　　　https://www.maruzen-publishing.co.jp

© Junya Aizawa, Yuji Fujino, 2018

組版印刷・株式会社 真興社／製本・株式会社 松岳社
ISBN 978-4-621-30336-8　C 3047　　　　　　　Printed in Japan

JCOPY 〈(社) 出版者著作権管理機構　委託出版物〉

本書の無断複写は著作権法上での例外を除き禁じられています．複写される場合は，そのつど事前に，(社) 出版者著作権管理機構（電話 03-3513-6969，FAX 03-3513-6979，e-mail：info@jcopy.or.jp）の許諾を得てください．